Joel Alejandro Varona Sánchez

Misoprostol en la interrupción temprana del embarazo en adolescentes

Joel Alejandro Varona Sánchez

Misoprostol en la interrupción temprana del embarazo en adolescentes

Ginecología de la Infancia y la adolescencia

Editorial Académica Española

Impressum / Aviso legal

Bibliografische Information der Deutschen Nationalbibliothek: Die Deutsche Nationalbibliothek verzeichnet diese Publikation in der Deutschen Nationalbibliografie; detaillierte bibliografische Daten sind im Internet über http://dnb.d-nb.de abrufbar.
Alle in diesem Buch genannten Marken und Produktnamen unterliegen warenzeichen-, marken- oder patentrechtlichem Schutz bzw. sind Warenzeichen oder eingetragene Warenzeichen der jeweiligen Inhaber. Die Wiedergabe von Marken, Produktnamen, Gebrauchsnamen, Handelsnamen, Warenbezeichnungen u.s.w. in diesem Werk berechtigt auch ohne besondere Kennzeichnung nicht zu der Annahme, dass solche Namen im Sinne der Warenzeichen- und Markenschutzgesetzgebung als frei zu betrachten wären und daher von jedermann benutzt werden dürften.

Información bibliográfica de la Deutsche Nationalbibliothek: La Deutsche Nationalbibliothek clasifica esta publicación en la Deutsche Nationalbibliografie; los datos bibliográficos detallados están disponibles en internet en http://dnb.d-nb.de.
Todos los nombres de marcas y nombres de productos mencionados en este libro están sujetos a la protección de marca comercial, marca registrada o patentes y son marcas comerciales o marcas comerciales registradas de sus respectivos propietarios. La reproducción en esta obra de nombres de marcas, nombres de productos, nombres comunes, nombres comerciales, descripciones de productos, etc., incluso sin una indicación particular, de ninguna manera debe interpretarse como que estos nombres pueden ser considerados sin limitaciones en materia de marcas y legislación de protección de marcas y, por lo tanto, ser utilizados por cualquier persona.

Coverbild / Imagen de portada: www.ingimage.com

Verlag / Editorial:
Editorial Académica Española
ist ein Imprint der / es una marca de
OmniScriptum GmbH & Co. KG
Heinrich-Böcking-Str. 6-8, 66121 Saarbrücken, Deutschland / Alemania
Email / Correo Electrónico: info@eae-publishing.com

Herstellung: siehe letzte Seite /
Publicado en: consulte la última página
ISBN: 978-3-8484-5409-9

Copyright / Propiedad literaria © 2013 OmniScriptum GmbH & Co. KG
Alle Rechte vorbehalten. / Todos los derechos reservados. Saarbrücken 2013

Resumen:

OBJETIVO- Evaluar la eficacia y seguridad del misoprostol vaginal como abortivo y la indicación de este proceder en la adolescencia. **MATERIAL Y METODO-** Nuestra investigación se trata de un Ensayo Clínico aleatorio, abierto, monocéntrico, con un grupo de tratamiento para extender el uso de un método abortivo farmacológico en pacientes que solicitan interrupción de la gestación hasta las 12 semanas de embarazo y hasta los 20 años de edad. Se incluyeron todas las pacientes adolescentes que acudieron a la consulta de interrupción de embarazo y que cumplieron con los criterios de inclusión, en un corte de 100 casos. **RESULTADOS-** Los resultados encontrados muestran que el 89% de las adolescentes tenían más de 16 años, las primeras relaciones sexuales (76%) fueron antes de los 16 años y las ITS aparecen en el 51%. Con respecto al método el 71% expulsó antes de las 16 horas de impuesto (primera y segunda dosis) con una tasa de fallo del 8%.Todas fueron estudiadas con US a las 72 horas, El 85% considera satisfactorio el método y 96 salieron con algún método anticonceptivo. **CONCLUSIÓN-** El uso del misoprostol por vía vaginal en la adolescencia resultó ser un método útil y confiable como alternativa para la interrupción del embarazo en el primer trimestre.

Índice

INTRODUCCION:

La integridad de la salud es un concepto que abarca la calidad, armonía y la normalidad en lo social, lo biológico, lo psicológico, lo espiritual y dentro de cada uno de ellos. Es aplicable a los individuos, a las familias y las sociedades. Las interrelaciones de los componentes de los cuatro sistemas mencionados y de ellos entre si determinan la generación de circunstancias o factores de protección o de riesgo (1-2).

Desde el punto de vista de la trascendencia, la salud integral de los y las adolescentes es fundamental, pues constituye un elemento básico del concepto de bienestar y calidad de vida, y un componente indispensable del desarrollo humano (3).

El concepto de adolescencia es relativamente nuevo. Para muchos historiadores, el mundo del pasado estaba poblado únicamente por niños y adultos, y no esta claro como ni por qué se introduce este concepto. Lo que si es conocido es que esta relacionado con el desarrollo económico y social, la modernización, la industrialización y la urbanización (4-5).

Los adolescentes y adultos jóvenes constituyen hoy día el 30 % de la población mundial, lo que equivale aproximadamente a 1 500 millones y se calcula que para el 2025 esta cifra habrá rebasado los 2 000 millones (6-1).

La ginecología Infanto Juvenil es una rama reciente de la Obstetricia y la ginecología que se dedica al estudio de esta etapa de la vida. El desarrollo de la especialidad tiene lugar por primera vez en Europa Central y es el Dr. R. Peter considerado el padre de esta, pues entre otras cosas fundó en 1940 en la antigua Checoslovaquia el primer servicio de Infanto - Juvenil del que se tenga conocimiento en el mundo, y, en 1953 crea la primera cátedra de esta especialidad en Praga.

En estados Unidos en el año 1942 el Profesor G. Shawffer publica el primer libro de texto de ginecología pediátrica al que se le han ido sumando otros nombres, todos ellos dejando un gran aporte a esta rama de la medicina (7).

En Latinoamérica han sido las naciones del cono sur las primeras en la promoción y difusión de los servicios de Infanto- Juvenil. En Cuba las primeras consultas comienzan a ofrecerse el la década de los setenta, pero es a partir del año 1993 que nuestro país se suma al desarrollo de esta especialidad. Ya en 1995 se crea la Sección de Infanto- Juvenil de la Sociedad Cubana de Ginecología y Obstetricia asentándose las bases para el despegue e incorporación de Cuba al desarrollo mundial de la Ginecología de la Infancia y la Adolescencia(8).

En la ultima década se ha podido profundizar en los múltiples trastornos funcionales, orgánicos y psíquicos que entorpecen el armónico decursar por estas edades, tan dadas a cambios, no solo en el orden metabólico sino también social y cultural, y donde la intervención apropiada de un equipo de salud entrenado, puede contribuir a la formación de las jóvenes hacia su autonomía, mediante la entrega de información científica y elementos para la reflexión, incorporando la sexualidad de forma plena, enriquecedora y saludable en todas las etapas de la vida(9).

La problemática del embarazo precoz y sus consecuencias, entre las cuales el aborto tiene un sitio especial, se ha tornado mucho más compleja y evidente en los últimos años. Las razones son obvias e incluyen aspectos biológicos, psicológicos y sociales. En Cuba uno de cada cuatro abortos tiene lugar en mujeres menores de 20 años, proporción similar a la de todos los nacimientos que ocurren en las adolescentes (10).

En Cuba desde 1969 quedó institucionalizado el aborto lo que influyó importantemente en la disminución de la taza de mortalidad materna de 25.2x100 mil a 3.4 x100 mil en solo una década. No obstante con solo realizar el aborto en mejores condiciones no elimina por completo los riesgos y complicaciones anestésicas, funcionales y psicológicas a que están sometidas las pacientes. Si añadimos a esto la inmadurez de órganos, diagnóstico tardío, y la labilidad emocional que se observa en las adolescentes estas complicaciones pueden llegar a dejar secuelas que perdurarían por toda la vida (11-8).

La morbi-mortalidad relacionada con el aborto impacta mayormente en la salud materna. Las opciones más efectivas para la disminución de esta morbi-mortalidad están dadas por la prevención de los embarazos no deseados, que se logra a través del desarrollo, del acceso a la información y a los servicios de planificación familiar, así como por la disponibilidad de servicios donde se practique el aborto en mejores condiciones y con poco tiempo de embarazo.

En los países donde el acceso al aborto se halla restringido, este es efectuado mayoritariamente por personal no entrenado y en condiciones antihigiénicas que explican el porqué de sus complicaciones, que constituyen la causa de al menos el 20 % de las muertes maternas (12-6).

Se estima que un tercio de todas las muertes maternas ocurridas en Bolivia entre 1971 y 1988 se relacionaron con el aborto y en Bangladesh un cuarto de todas las muertes maternas se asociaron también a éste (13).

En el mundo se realizan entre 50 y 60 millones de abortos al año, de estos, más de la mitad tienen lugar en los países en desarrollo y se llevan a cabo, en su gran mayoría, en condiciones inseguras. De aquí se desprende que de los 25 a 40 millones de abortos que se realizan en los países en desarrollo , alrededor de las dos terceras partes son ilegales o por lo menos , tienen lugar fuera de las unidades del sistema de salud .

Las complicaciones asociadas al aborto son más frecuentes cuando estas se realizan en condiciones de riesgo y pueden clasificarse en tres categorías, a saber, las causadas por heridas en el procedimiento, infecciones, pérdidas de sangre y las complicaciones asociadas al proceder anestésico (8).

En no pocas ocasiones, el útero debe ser extirpado. Para aquellas que sobreviven las complicaciones de un aborto, se presentan entonces toda una serie de afecciones a mediano y largo plazo, donde se destacan con una mayor incidencia los embarazos ectópicos, las enfermedades inflamatorias pélvicas crónicas y la infertilidad.

Finalmente resulta alarmante el hecho que alrededor del 32 % de las adolescentes que se someten a un aborto desconozcan los riesgos de este proceder, así como la tendencia de las adolescentes a solicitar el aborto en servicios lejanos a su área de residencia, con el propósito de ocultarlo a las personas que la rodean, lo que crea un serio problema para el seguimiento, y sobre todo, para el éxito de la labor educativa y preventiva orientada a evitar la reincidencia o repetición del aborto (14).

A partir de la conferencia sobre población y desarrollo celebrado en el Cairo la OMS reconoce el aborto como un problema de salud y comienza entonces la búsqueda de métodos o técnicas de interrupción de embarazo que resulten más seguras (15).

Con el objetivo de promover modificaciones anatómicas y funcionales del cuello uterino inmaduro y la evacuación del útero grávido, sin la necesidad de anestesia y curetaje, algunos agentes están siendo recientemente utilizados para estos fines, y entre ellos, las prostaglandinas ocupan un lugar importante (16-17).

A mediados de la década de 1980 un metil análogo sintético de la PGE1, el misoprostol, comienza a ser utilizado en Ginecología y Obstetricia después de ser introducido comercialmente para situaciones de dispepsias, y, en la actualidad , se comercializa en más de 72 países para la prevención y el tratamiento de la úlcera causada por los inhibidores de la síntesis de las prostaglandinas (18) pero, al igual que otras prostaglandinas actualmente disponibles en el mercado, es útil y efectivo como madurador e inductor del aborto debido a su fuerte acción útero constrictiva. Además, por su estabilidad térmica puede ser almacenado en forma segura y a temperatura ambiente, presenta menos efectos colaterales, su costo es aproximadamente 100 veces menor que el de cualquier otra prostaglandina, tiene un tiempo de vida más prolongado y es de fácil administración (19-20).

La extensión y absorción del misoprostol por vía oral es rápida, planteándose es de un 88% y su concentración plasmática se eleva rápidamente llegando al máximo entre los 12.5 y 60 minutos después de su administración y a su nivel más bajo después de los 120 minutos. El tono uterino inicia su elevación alrededor de los 8 minutos y alcanza su máximo cerca de los 26 minutos.

Mientras, el misoprostol vaginal tiene una biodisponibilidad tres veces mayor que la oral, su concentración plasmática se alcanza gradualmente alcanzando su pico máximo entre los 60 y 120 minutos y declina lentamente, llegando hasta un 61% del nivel máximo 240 minutos después de su administración. Los niveles plasmáticos permanecen relativamente estables por lo menos hasta 6 horas después de su administración, y, cuando se le añade agua a la tableta administrada por vía vaginal los niveles séricos permanecen más elevados (21-22).

Por todo ello es que no se recomienda mantener intervalos menores de 6 horas de acuerdo con la farmacodinamia de la droga ya que en intervalos menores de ese tiempo, su nueva administración, podría provocar concentraciones sanguíneas tan elevadas, como si se estuviera administrando una dosis unitaria mayor (23).

Diversos han sido los autores que han utilizado el misoprostol como agente para la madurez del cuello uterino, así como inductor del aborto en cualquiera de sus trimestres (24).

Esta amplia utilización del misoprostol en indicaciones obstétricas y ginecológicas ha sido realizadas a pesar de que el mismo no fue registrado para este uso, por lo que no pasó las múltiples pruebas que se requieren para establecer la dosificación apropiada y la determinación de su seguridad, imprescindibles para su registro. Aún hoy en día el misoprostol no ha sido aprobado para su uso en Ginecología y Obstetricia en la mayoría de los países y solo fue aceptado parcialmente por la Food and Drug Administración de los Estados Unidos en el 2003 (25-26).

Por todo ello es que Wing y colaboradores en los Estados Unidos recomiendan la necesidad de realización de investigaciones futuras para caracterizar la dosis y el intervalo de tiempo en el cual el misoprostol debe ser administrado.

Múltiples estudios (27-28), aunque muchos con pocos casos, han confirmado con el uso del misoprostol una mayor incidencia de taquisistolia uterina, hipertonía uterina o el síndrome de hiperestimulación uterina pero sin que se produjera ningún aumento estadísticamente significativo de resultados adversos e inclusive algunos sugieren que la hiperestimulación uterina puede ser más frecuente cuando el misoprostol se utiliza a dosis bajas y poco frecuentes.

En 1996 Ngai; Windrin, Toppozada y Zieman en 1997; Adair y Bennett en 1998; Bower en 1999; Windy Gunalps en el 2000; Golberg en 2001; Hass en 2002; Hofmeyer, Dickinson, Chittacharoen   en 2003 y Paungmora en 2004, entre otros, comienzan a plantearse la hipótesis de que la administración del misoprostol oral puede que no tenga diferencia significativa con la vaginal en cuanto al efecto madurador del cuello uterino, el tiempo en el cual se produce el aborto, lo cual abre una nueva vía de administración en Ginecología y Obstetricia de esta prostaglandina. Hoy en día las vías más recomendadas para su uso son: oral, vaginal, sublingual, rectal y bucal (29-30).

Sin embargo, a más de 20 años del primer reporte hecho del uso del misoprostol en Ginecología y Obstetricia, aún no existe una aprobación ni un consenso de cual es la mejor vía, ni cual es la dosis optima para su utilización en nuestra especialidad. Y, aunque casi hay consenso de que el misoprostol por vía vaginal tiene una eficacia clínica mayor que por vía oral, hay indicios de que las mujeres prefieren la vía oral y esto debe ser motivo de futuras investigaciones más precisas (31).

Es por ello que nos proponemos identificar la eficacia y seguridad de la administración vaginal del misoprostol como agente inductor en la interrupción del embarazo temprano en nuestro medio.

***MARCO TEORICO* :**

HISTORIA DE ORIGEN DEL MISOPROSTOL:

La primera prostaglandina utilizada clínicamente para fines ginecológicos y obstétricos ha sido la F2α, en 1968(31- 32). Su uso fue abandonado debido a los efectos colaterales, sobre todo náuseas, vómitos y diarrea. En la década del 70, se hicieron varios estudios con la misma finalidad utilizando la PgE2, por distintas vías de administración y dosis, mostrando su efectividad en la inducción a la actividad uterina.

Desde entonces, y durante las dos últimas décadas la PgE2, fuera la droga de elección, sobre todo para la preparación del cuello e inducción del trabajo de parto en situaciones con cuello inmaduro, en los países desarrollados (33-34). Factores limitantes a su uso, como el riesgo de hiperestimulación uterina y consecuentemente la posible hipoxia intrauterina, la necesidad de refrigeración adecuada para su almacenamiento y transporte por su inestabilidad térmica, la alta ocurrencia de efectos colaterales indeseables y, principalmente, su costo elevado (35), condujeron a la búsqueda de una alternativa más segura y accesible.

En 1992, el dinoprostone (prostaglandina E2) fue aprobado por la "Food and Drug Administration" (FDA) de los Estados Unidos, con el objetivo de conseguir la maduración del cuello (36). Además del costo elevado tenia un tiempo de vida media corto, era necesario almacenarlo a temperatura de entre 2 a 8°C e introducirlo en forma de gel dentro del canal del cuello, a intervalos regulares (37-38).

Para reducir los inconvenientes de las aplicaciones repetidas de la prostaglandina E2 en el canal del cuello, también se desarrolló un pesario de silicona para uso intra-vaginal, que contenía 10 μg de dinoprostone, y libera 0,3 μg/hora del medicamento por un período de 12 horas, al ser colocado en el fondo del saco vaginal posterior (39-40). Esta presentación permite su remoción cuando sea necesario, como en los casos de hiperestimulación uterina (41, 42). Sin embargo, hay limitaciones que se refieren al elevado costo y a la labilidad térmica, lo que dificulta el almacenamiento, además de la necesidad eventual del uso de oxitocina después que el cuello uterino esté maduro (43). A mediados de la década del 80, un metil-análogo sintético de laPgE1, el **misoprostol**, pasó a ser utilizado también en ginecología y obstetricia, después de ser introducido comercialmente para situaciones de dispepsia (44). Por su estabilidad térmica, puede ser almacenado en forma segura a temperatura ambiente, y presenta menor riesgo de efectos colaterales. Al ser comparado con las prostaglandinas naturales, su costo es aproximadamente 100 veces menor que cualquier otra prostaglandina, tiene un tiempo de vida media prolongado y es de fácil administración (45). Con todas estas ventajas, el **misoprostol** se convirtió en la droga de elección para el aborto por medio de medicamento, preparación del cuello e inducción del trabajo de parto (46). América Latina ha tenido un rol fundamental respecto a la utilización del **misoprostol** en obstetricia. El primer estudio publicado internacionalmente sobre el uso del **misoprostol** para inducción del trabajo de parto, en casos de óbito fetal, fue realizado por Mariani Neto y col, en São Paulo, Brasil, utilizando 400 µg de **misoprostol** cada cuatro horas, por vía oral. Por otra parte, el primer estudio publicado sobre **misoprostol** como agente de maduración e inductor del trabajo de parto, en gestantes con feto vivo, fue de Margulies y col, 1991, en Argentina (47).

Rápidamente, el **misoprostol** se convirtió, en muchos países, aún sin estar aprobado para ese uso, en uno de los principales medicamentos utilizados para provocar un aborto, para la maduración del cuello uterino y la inducción del parto (48). Recientemente se está utilizando también para el tratamiento del aborto incompleto y la prevención y tratamiento de la hemorragia post- parto (49).

Farmacocinética:

Las prostaglandinas se pueden encontrar en casi todas las células del organismo, teniendo como precursor el ácido araquidónico. Durante años fueron olvidadas hasta que en 1960 Bergstrom logró cristalizarlas prostaglandinas PgE y PgF. Las prostaglandinas (Pg) provienen de ácidos grasos monocarboxílicos insaturados de 20 carbonos, los cuales están formados por dos cadenas y un anillo de cinco carbonos. Las diferentes prostaglandinas se diferencian solamente por pequeños cambios en la metilación u oxidación de sus cadenas carbonadas. La designación de PGE1, PGE2 yPGE3, se refiere únicamente a la presencia de mayor o menor número de enlaces dobles en la cadena lateral alifática (50-23). El **misoprostol**, un análogo sintético de la PgE1, está constituido por partes equivalentes de dos isómeros en equilibrio (Figura 1).Estructura química del misoprostol.

Vías de Administración

Hay varios estudios sobre la farmacocinética del **misoprostol** con dosis elevadas, (200 y 400 µg), (52). El primero de estos estudios comparó la farmacocinética del **misoprostol** en las dosis de 200 y 400 µg, administradas por las vías vaginal y oral.

1. Vía oral

El **misoprostol** al ser administrado oralmente es rápida e intensivamente absorbido (88%). Los alimentos y antiácidos disminuyen la tasa y cantidad de la absorción. Por la vía oral, la concentración plasmática de **misoprostol** se eleva rápidamente, llegando al máximo entre los 12,5 y 60 minutos después de la administración, y a su nivel más bajo después de 120 minutos [Fig. 2 y 3], (53-51). Consecuentemente, el tono uterino inicia su elevación alrededor de los 8 minutos y alcanza su máximo cerca de los 26 minutos. Un estudio encontró contractilidad uterina solamente en cerca del 40% de las mujeres, durante un periodo de observación de cuatro horas. Considerando la rápida reducción de los niveles plasmáticos de la droga, los intervalos entre dosis podrían ser tan cortos como cada 2 ó 3 horas, cuando se administra por la vía oral. La droga es sometida a un extenso metabolismo durante la primera circulación, para formar su principal y activo metabolito, el ácido misoprostoico, posteriormente metabolizado en los tejidos corporales. La inhibición de la secreción ácida gástrica ocurre aproximadamente 30 minutos después de una única dosis oral, logrando un efecto máximo entre los 60 y 90 minutos (54). La duración e intensidad de la inhibición del ácido gástrico es dosis dependiente, con un probable efecto techo a 400 µg. La vida media de eliminación del ácido misoprostoico es de 20 a 40 minutos, pero puede llegar hasta los 80 minutos en personas con disfunción renal. La excreción se hace principalmente a través de sus metabolitos. Aproximadamente 15% de la dosis es excretada por las heces, y el otro 74% eliminado por la orina, en un lapso de 7 días. Para lograr un mayor efecto y aceptación, se ha utilizado la disolución del miso**prostol** en soluciones acuosas.

La distribución del **misoprostol** aún no ha sido por completo definida y tampoco se sabe si este agente pasa a través de la placenta. Se sabe, sin embargo, que pasa a la leche materna en concentraciones muchísimo más bajas que en la sangre, y que baja a niveles en el límite de detección, 5 horas después de la administración oral (55). Por eso mismo se recomienda postergar la lactancia por un período mínimo de 6 horas, cuando se administra en la prevención de la hemorragia post-parto. Es digno de notar, sin embargo, que las concentraciones de metilergometrina son cerca de tres veces mayores que las de **misoprostol** en la leche materna. Como puede causar estimulación uterina, solamente puede ser utilizado durante el embarazo cuando éste sea el efecto deseado.

2. Vía vaginal

La biodisponibilidad del **misoprostol**, por la vía vaginal, es tres veces mayor que por la vía oral. Después de la administración vaginal la concentración plasmática de **misoprostol** se eleva gradualmente, alcanzando el pico máximo entre los 60 y 120 minutos, y declina lentamente, llegando hasta un 61% del nivel máximo, 240 minutos después de la administración (56-53). Los niveles plasmáticos permanecen relativamente estables por lo menos hasta seis horas después de su administración, como se ve en la Figura 3. Además, cuando se añade agua a la tableta de **misoprostol** administrado por la vía vaginal, los niveles séricos permanecen más elevados, hasta seis horas después de la administración, lo que sugiere que la absorción aumenta en esta situación, pero no está aún claro si esto tiene alguna implicación clínica significativa (Figura 3).Esta última observación concuerda con relatos de que las píldoras no se disuelven en todas las mujeres que reciben **misoprostol** por vía vaginal (54). Es probable que de esta observación empírica resulte la costumbre de algunos clínicos de humedecer las píldoras, antes o después de su introducción en la vagina. Como las píldoras de **misoprostol** se deben disolver en el pH ácido del estómago, la solubilidad de la droga administrada vaginalmente debería ser mejor investigada. Sin embargo, un estudio que simuló este ambiente, humedeciendo el comprimido con soluciones ácidas antes de ser utilizadas por vía vaginal, no encontró diferencias en su efecto clínico (55-56). De todas maneras, probablemente este es un detalle que hay que considerar solamente cuando se utilicen por vía vaginal productos comerciales del **misoprostol**, desarrollados originalmente para uso oral, lo que representa aún la mayor parte de los casos. Hasta donde tenemos conocimiento, Brasil y Perú son los únicos países que tienen **misoprostol** específicamente preparado para uso vaginal, registrado y disponible en el mercado. El estudio de la contractilidad uterina mostró que después de la administración vaginal el tono uterino se modifica muy precozmente, iniciando su elevación a los 21 minutos y alcanzando su máximo cerca de los 46 minutos. Todas las embarazadas desarrollaron contracciones uterinas que aumentaron de intensidad progresivamente, durante el periodo de observación de cuatro horas. Cuando el **misoprostol** es administrado por vía vaginal se produce un mecanismo adicional de acción, mediante la liberación local de óxido nítrico. Dicho efecto se describe solamente en los casos de mujeres embarazadas. Los dos mecanismos de activación de la remodelación cervical originada en las prostaglandinas y en el óxido nítrico, se potencian. En embarazos de término existe una correlación entre la liberación de óxido nítrico cervical y el score de Bishop. Este mecanismo secundario, y el efecto local sobre el cuello, pueden explicar parcialmente una mayor efectividad clínica del **misoprostol** administrado por vía vaginal; además que los niveles plasmáticos son más sostenidos y hay mayor biodisponibilidad que cuando es administrado por vía oral. Hay muchos estudios sobre el uso de **misoprostol** para provocar el aborto durante el primer y segundo trimestre, que también confirman la observación de una mayor efectividad mediante la administración vaginal, comparada con la oral. Los resultados de los estudios disponibles señalan que la vía vaginal permite que el **misoprostol** permanezca con niveles séricos elevados por más tiempo que cuando se usan por la vía oral, cuando se utilizan preparados comerciales originalmente desarrollados para uso por esta última vía (57).

Si es racional suponer que el efecto farmacológico de la droga es dependiente de la concentración plasmática, el intervalo de administración por la vía vaginal teóricamente debería ser mayor de 4 horas. Así, la dosis debería ser repetida con intervalos mínimos de 6 horas, y no cada tres ó 4 horas, en base a la evidencia de la persistencia de niveles séricos elevados de los metabolitos del **misoprostol** en el suero materno, después de la administración vaginal hasta este período. Es importante enfatizar que el conocimiento de la farmacocinética de este producto, por vía oral, está basado solamente en la administración de altas dosis (400 µg), ya que hasta ahora nadie ha logrado éxito en medir las concentraciones plasmáticas de los metabolitos del **misoprostol** después de utilizarse dosis bajas.

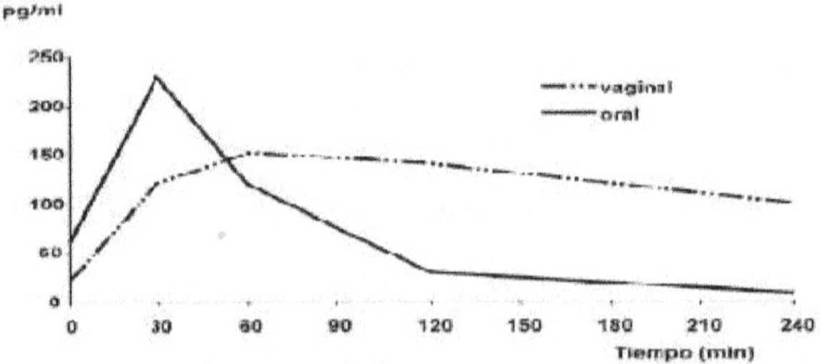

Figuras 2 .Concentración plasmática media del acido misoprostoico en diferentes intervalos de tiempo, según la administración oral o vaginal de 400 mcg de misoprostol

3. Vía sublingual:

Cuando se administra por la vía sublingual, la curva de concentración plasmática es semejante a la vía oral, pero en niveles más elevados, lo que da como resultado un área bajo la curva bastante mayor, [Figura 3]. Así mismo, se observa un significativo incremento del tono uterino a los 10 minutos de la administración sublingual de **misoprostol.**. Parece claro que esta propiedad tendría la ventaja de hacer que la vía sublingual sea apropiada para situaciones donde se desean niveles plasmáticos más elevados, y en corto periodo de tiempo. Este es el caso, por ejemplo, de la prevención, o aún más, del tratamiento de la hemorragia puerperal, pero también en la inducción del aborto, aborto incompleto o preparación cervical para instrumentación intrauterina (58). En todos esos casos una acción más temprana, especialmente sobre el tono uterino, es necesaria.

En cambio, para indicación como la inducción del parto, la vía sublingual debería ser empleada con precaución, dado que origina mayor cantidad de casos de taquisistolia, debido a una mayor concentración plasmática que se alcanza muy rápidamente por esta vía. Es importante considerar, además, que el desarrollo de contracciones uterinas regulares se registra, sobre todo, cuando se utiliza la vía vaginal o sublingual, y no cuando se utiliza la vía oral. Farmacocinética de las diferentes vías de administración

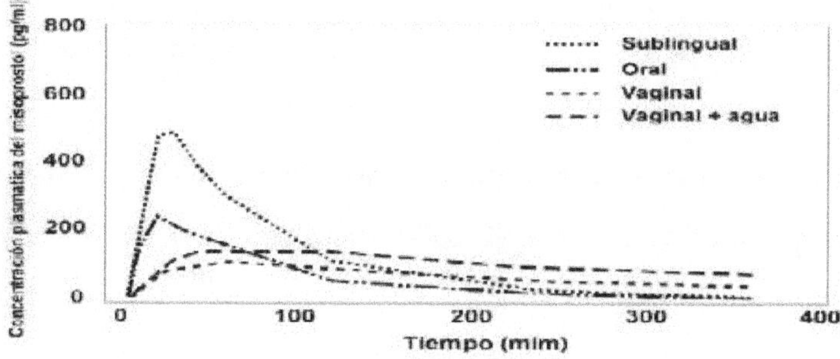

4. Vía rectal

El estudio del uso de **misoprostol** para la hemorragia post parto, de O'Brien, demuestra que este medicamento también es efectivamente absorbido, cuando es administrado por vía rectal. Si bien hasta hace poco tiempo no se conocía su farmacocinética, cuando era administrado por vía rectal, el único estudio disponible comparando la vía rectal con la oral, muestra un comportamiento de los niveles séricos muy parecido al que se conoce para la vía vaginal. El pico máximo de concentración se alcanza alrededor de los 40 minutos y declina lentamente, llegando como mínimo al doble de la concentración plasmática por la vía oral a los 240 minutos (4 horas). Aunque hay algunos relatos acerca de la baja aceptabilidad de esta vía, se necesitan más estudios, bien elaborados, para investigar cuáles la preferencia de las mujeres por las distintas vías de utilización (59).

5. Vía Bucal

Hasta hace poco se creía que no habría gran diferencia entre la vía bucal y la sublingual, sin embargo se analizaban como si fueran equivalentes. Más recientemente se ha verificado que la administración del **misoprostol** en la mucosa bucal, entre la encía y la mejilla, muestra un área bajo la curva menor que cuando administrado por la vía sublingual, pero más prolongada que por la vía oral. El uso de **misoprostol** por esta vía está siendo evaluado en diferentes indicaciones, como preparación cervical e inducción del parto, como así también en otros usos ginecológicos y obstétricos. Estudios recientes muestran que la vía sublingual, a dosis elevadas (800 µg), tiene más efectos indeseados, pero mayor área bajo la curva que la bucal. Si bien la vía bucal parece promisoria, aún se necesita mayor experiencia en ensayos clínicos controlados (54).

6. Misoprostol de liberación prolongada

A principio de los años 80 se publicaron estudios sobre el efecto del **misoprostol** de liberación lenta, administrado vaginalmente. Recientemente se publicaron los resultados de un estudio clínico piloto, utilizando esta forma de liberación prolongada adaptada a la vía oral, mostrando datos prometedores que deberán ser evaluados en estudios clínicos a mayor escala. El efecto encontrado es dosis dependiente y mantiene un perfil similar, pero con un área bajo la curva menor que utilizando la vía vaginal.

Aplicación clínica de las informaciones farmacológicas

Aunque casi hay consenso de que el **misoprostol** por vía vaginal tiene una eficacia clínica mayor que por vía oral, hay indicios que las mujeres prefieren el **misoprostol** oral, y esto debe ser motivo de futuras investigaciones más precisas. La mayor biodisponibilidad del **misoprostol** por la vía vaginal puede ser la explicación de por qué esta vía es más eficaz que la oral. Por eso, los resultados con dosis mayores de **misoprostol** por vía oral son similares a los resultados con dosis menores por vía vaginal. Todavía, los niveles séricos más elevados que se obtienen con la administración oral y más aún con la sublingual, pueden ser muy útiles cuando lo que se desea es un efecto pronunciado y rápido, o cuando el uso de la vía vaginal estuviera impedido o dificultado, como en el caso de la hemorragia puerperal. Esta última circunstancia podría ser motivo para aplicar el **misoprostol** por vía rectal, aunque existen indicios que la aceptabilidad de esta vía por las mujeres es menor.

Por ahora no existe suficiente experiencia clínica referente a la vía sublingual, como para poder concluir sobre su utilidad y posibles ventajas, o desventajas, de esta vía de administración. Habrá que esperar los resultados de más investigaciones clínicas y epidemiológicas controladas, antes de hacer recomendaciones con fundamento. Por ahora parece que la utilización sublingual, para fines de inducción al parto, no demostró ninguna ventaja evidente con respecto a la vía oral o la vía vaginal. Teóricamente, la mayor ventaja de las vías vaginal y rectal, con relación a la vía oral, es que no ocurre el primer paso a través del hígado, evitando que parte del **misoprostol** sea inmediatamente metabolizado en el sistema porta. Esta puede ser una de las razones por las que los niveles plasmáticos por estas vías permanecen más elevados a los 240 minutos, con respecto a las vías oral y sublingual.

De todas maneras, parece clara la necesidad de nuevos estudios bien controlados y conducidos, para establecer el exacto rol que debe tener el uso sublingual o el rectal del **misoprostol** en las distintas condiciones clínicas. Aunque existan distintas recomendaciones de dosis e intervalos entre ellas, para distintas indicaciones clínicas, es importante no olvidarse que el efecto aditivo de dosis repetidas puede representar un inconveniente, cuando se trata de un embarazo de término con feto vivo, donde la hipercontractilidad puede representar un peligro para la vida del feto. En estas situaciones, no se debería administrar nuevas dosis, antes de 3 ó 4 horas por las vías oral o sublingual, ni antes delas 6 horas por las vías vaginal y rectal. Se debe considerar el hecho que todavía se dispone de presentaciones comerciales de **misoprostol** para la vía oral de 200 mcg. Tener que dividir estas tabletas en partes iguales, para la obtención de dosis de 25 ó 50 µg, puede representar además de una dificultad práctica, el riesgo de usar dosis superiores o inferiores. Problemas adicionales pueden también aparecer cuando se intentan otros recursos, como la manipulación local para la obtención de cremas, píldoras u otros tipos de preparados, sin un control de calidad adecuado que garantice la seguridad de la mujer. La conclusión lógica, en este caso, es estimular a la industria farmacéutica para que produzca y comercialice productos conteniendo **misoprostol** para uso vaginal, como ha ocurrido en Brasil. Más adelante, tal vez sea necesario producir también productos conteniendo **misoprostol**. Específicamente preparados para uso bucal o sublingual.

OBJETIVOS:

General

- Evaluar la eficacia y seguridad del misoprostol vaginal como abortivo farmacológico y la indicación de este proceder en la adolescencia.

Específicos.-

- Evaluar la eficacia y seguridad de esta vía de administración del misoprostol.
- Identificar los efectos adversos con el uso del misoprostol y modo de tratarlos.
- Evaluar la   morbi-mortalidad y los resultados del uso del misoprostol por la vía utilizada.
- Monitorizar el grado de aceptación por las pacientes adolescentes de este método de interrupción de la gestación.

Diseño Metodológico:

HIPOTESIS DE TRABAJO

El Misoprostol vaginal en dosis de 800 microgramos cada 8 horas hasta un máximo de tres dosis en 24 horas, es capaz de inducir la maduración del cuello uterino y el aborto, esperando que las tasa de éxito del tratamiento sea equivalente a una estimación del 80%, garantizando una potencia del 80% con un test de colas con nivel de significación de 0.05.

ODEONTOLOGIA MÉDICA:

Nuestro estudio se realizará siguiendo lo establecido en las Declaraciones de las XVIII y XLI Asambleas Médicas Mundiales de Helsinki en 1964 y en Hong Kong en 1989, y a las Regulaciones Estatales vigentes en la República de Cuba tomándose todas las medidas de protección de los seres humanos participantes en la investigación tales como:

- Este protocolo será aprobado por el Consejo Científico de nuestra Institución y por la Comisión de Ética Médica del Centro.

- Los estudios previos con el misoprostol que hemos realizado han presentado efectos adversos mínimos tales como: vómitos, diarreas, mareos, cefaleas, elevación de la temperatura y rash cutáneos. Todos ellos de ligera intensidad y de corta duración, similar a los reportados por las múltiples bibliografías revisadas.

- Se evaluaron los requisitos de la investigación médica, la justificación de la misma y las diferentes formas de su realización seleccionándose la que ofrece una mayor seguridad a nuestras pacientes.

- No utilizaremos grupos placebos para el estudio por lo que no se privará a las pacientes de ninguna posibilidad terapéutica.

- El personal médico y de enfermería que manipulará los medicamentos son idóneos para la investigación por su nivel de conocimiento y su perfil de trabajo.

- Las pacientes serán sometidas a examen clínico y de laboratorio antes de su inclusión.

- La participación será totalmente voluntaria y podrán abandonar la investigación cuando así lo deseen sin que esto interfiera en la garantía de su atención.

- El personal médico está preparado para enfrentar y tratar cualquier evento adverso que pudiera presentarse.

- La información relacionada con la identificación de cada paciente será tratada de manera confidencial y solo será manejada por el personal especializado que participa en la investigación y no se publicara ningún dato que permita identificar a las mismas.

INFORMACION Y OBTENCION DEL CONSENTIMIENTO:

A todas las mujeres que soliciten participar en el estudio, antes de su inclusión se les explicará sobre el proceder farmacológico al cual será sometida de estar de acuerdo y de cumplir los requisitos de inclusión trazados para el mismo. Además se les explicará que el proceder farmacológico al cual será sometida consiste en la colocación, por parte de un especialista médico, de 800 microgramos de misoprostol humedecidos en agua e insertados en el fondo de saco posterior vaginal y permanecerá en decúbito supino por 30 minutos pudiendo trasladarse después a su casa sin ninguna restricción donde ella misma se colocará dos dosis más cada ocho horas, siguiendo el mismo procedimiento.

Se le informará de que el método no conlleva empleo de anestesia ni requiere de ingreso hospitalario. A todos los casos se les explicará los porcentajes conocidos de éxitos y de los eventos adversos que pueden presentarse y como se procederá en cada uno de ellos.

Todas también serán informadas de las ventajas y desventajas del método al cual serán sometidas y que en caso necesario se repetirá la dosis cada 8 horas hasta completar 3 dosis en 24 horas después de lo cual, de no obtenerse el resultado planteado para cada caso, se continuará con los métodos tradicionalmente conocidos para ello. Comunicándose telefónicamente con uno de los monitores por los (teléfonos del centro) 8334821 -8382631 ext. 233, así como el 8 78 1304 (teléfono del investigador principal) ante cualquier eventualidad.

Después de recibir toda la información que la paciente requiera se obtendrá el Consentimiento Informado por escrito de cada paciente incluida en el estudio (adjunto al final del documento). En las menores de 18 años es necesario el consentimiento de los padres o tutores legales.

CONCEPCION GENERAL:

Nuestra investigación se trata de un Ensayo Clínico aleatorio, abierto, monocéntrico, con un grupo de tratamiento para extender el uso de un método abortivo farmacológico en pacientes que solicitan interrupción de la gestación hasta las 12 semanas de embarazo y hasta los 20 años de edad.

UNIVERSO DE ESTUDIO:

Adolescentes aparentemente sanas, hasta 20 años, que desean voluntariamente interrumpir su embarazo. Las mismas deben de cumplir los criterios de inclusión y exclusión trazados.

CRITERIOS DE INCLUSION:

a) Embarazadas hasta 12 semanas contadas a partir del 1er día de la última menstruación.

b) Edad de hasta 20 años.

c) Perfil psicológico adecuado.

d) Accesibilidad al centro hospitalario.

e) Fácil acceso telefónico

f) No existencia de patologías médicas que contraindiquen la administración de prostaglandinas (Enfermedades cardiovasculares, cerebrales, asma bronquial severa, diabetes).

CRITERIOS DE EXCLUSION:

a) No cumplimientos de los criterios de inclusión.

b) Infección vaginal activa.

c) Historia de enfermedad hematológica (coagulopatías).

d) Hemoglobina menor de 10.0 mg/dl.

e) Alergia o intolerancia conocida a las prostaglandinas.

f) Disfunciones hepáticas severas, enfermedades cardiovasculares, cerebrales, asma bronquial severa, diabetes.

g) Sospecha de embarazo ectópico o masa anexial tactable.

CANTIDAD DE PACIENTES A INCLUIR EN EL ESTUDIO:

Se incluirán a todas las pacientes adolescentes que acudan a la consulta de interrupción de embarazo y que cumplan con los criterios de inclusión establecidos en el período comprendido entre el 1ero de octubre del 2008 hasta el 31 de enero del 2009.Se realizará un corte parcial de 100 pacientes, se obtendrá una estimación adecuada de la tasa de éxito con una precisión del 5% y con un nivel de significación de 0.05.

EXAMENES QUE SE REALIZARAN:

Una vez otorgado el Consentimiento Informado de inclusión en el estudio se realizará un examen clínico completo y se le llenará la historia clínica correspondiente a cada caso en particular.

Se les realizará un ultrasonido abdominal del útero con el fin de determinar la edad gestacional y se ajustará la misma según criterios establecidos.Se obtendrá muestra de sangre para determinación de hemoglobina, hematocrito, grupo sanguíneo, factor RH, serología, HIV, exudado con cultivo y endocervical.

PRODUCTOS A UTILIZAR:

Misoprostol tabletas de 200 microgramos conservadas a temperatura ambiente extrayéndose momentos antes de su aplicación a fin de evitar su posible contaminación.

Todos los procedimientos serán realizados por personal calificado y supervisados directamente por un especialista miembro del grupo de investigación.

VARIABLES PARA EVALUAR LA EFICACIA:

Éxito / Fracaso del método.-

1.- Definimos como éxito la evacuación no quirúrgica de los productos de la concepción que incluye:

a.) Evacuación completa sin restos.

b.) Aborto incompleto con restos que se expulsan con la dosis Adicional de **Misoprostol**.

Para los casos de abortos incompletos se establece lo siguiente: Se considerara que hay restos cuando después que se expulse el saco gestacional, la ecografía nos muestre una línea endometrial más o menos reforzada, o muestre una imagen de contornos irregulares con zonas ecogénicas que se correspondan con coágulos sanguíneos y residuos ovulares.

A todos los casos se les dará una dosis adicional de 600 microgramos de misoprostol siempre que haya restos.

2.- Se define como fallo:

a- La necesidad de recurrir al aborto quirúrgico al aparecer alguna complicación antes de la expulsión del producto.

b.- Tiempo de expulsión mayor a 48 horas.

VARIABLES PARA EVALUAR LA SEGURIDAD:

a.- Morbilidad.

b.- Posibilidad de ingreso hospitalario.

TRATAMIENTO:

A la paciente en posición ginecológica en la mesa de reconocimiento se le colocará speculum, y el especialista de asistencia administrará 800 microgramos de misoprostol previamente humedecidos en agua, en el fondo de saco vaginal posterior permaneciendo acostada en decúbito supino o lateral por 30 minutos para evitar la salida del medicamento. Repitiendo el proceder cada 8 horas por tres dosis de no producirse antes el aborto, así como 400 mcg residuales después del aborto. Hay que aclarar que el medicamento colocado por la paciente lo hará a través del tacto vaginal.

VARIABLES PARA EVALUAR EFECTOS ADVERSOS:

Los eventos adversos esperados son los siguientes:

A- En los embarazos hasta 12 semanas de gestación:

a) Nauseas, vómitos, diarreas. ʻmareos, cefaleas, elevación de la temperatura, escalofríos, rash cutáneo y dolor pélvico.

Todos los eventos descritos deben ser ligeros y transitorios y deben de desaparecer en 1 a 2 horas después de administrado el medicamento. El dolor pélvico debe de ocurrir con mayor intensidad pero el mismo también es debido a las contracciones uterinas estimuladas por el fármaco en estudio y que son reflejo de la absorción del mismo.

Clasificación de los efectos adversos (AUTOR):

0.- Ausente.

1.- Ligero. No requiere tratamiento.

2.- Moderado. Requiere tratamiento pero cede con el mismo.

3.- Severo. No cede al tratamiento.

FORMA EN QUE SE PRESENTARAN LOS RESULTADOS DEL ESTUDIO:

Los resultados se presentaran en porcientos, medias y desviaciones estándar. Se utilizara la Chi cuadrado de Pearson y la probabilidad exacta de Fisher para evaluar la independencia entre las variables estudiadas y los resultados obtenidos (éxito / fallo).

En todos los casos se considerará significativo a p menor de 0.05. Se creará una base de datos para almacenar los mismos y toda la información será procesada con el SPSS 6.0 para Windows 2002.

RESPONSABILIDAD DE LOS PARTICIPANTES EN EL ENSAYO CLINICO:

INVESTIGADOR PRINCIPAL:

*.- Confeccionar el protocolo de investigación en estrecha coordinación con el promotor de la misma.

*.- Informar y presentar dicho protocolo al Consejo Científico de la Institución para su revisión y/o aprobación.

*.- Garantizar la documentación necesaria para el mejor desarrollo de la investigación.

*.- Informar sobre la aparición de eventos adversos inesperados graves tanto al Consejo Científico como al monitor de la investigación.

*.- Garantizar el cumplimiento de todo lo trazado en el protocolo así como en los consentimientos.

*.- Mantener la confidencialidad de la información.

*.- Conservar la documentación del ensayo por 10 años.

PATROCINADOR: "MINISTERIO DE SALUD PUBLICA"

*.- Promover el ensayo clínico.

*.- Informar y mantener actualizados a los investigadores participantes en el ensayo.

*.- Entregar y garantizar en tiempo la disponibilidad del producto, objeto de estudio, verificando que el mismo se encuentre en optimas condiciones de seguridad.

MONITOR:

*.- Participar del diseño y confección del Protocolo del Ensayo Clínico.

*.- Controlar y mantener una estrecha vigilancia de la calidad de ejecución del ensayo.

*.- Garantizar calidad del procesamiento de la información.

*.- Participar en la confección del informe final.

*.- Mantener informados a los investigadores y/o patrocinadores de la aparición de cualquier evento adverso inesperado grave.

*.- Mantener la confidencialidad de la información.

DISCUSIÓN DE LOS RESULTADOS:

La mortalidad por aborto inseguro a nivel internacional, como hemos señalado, constituye uno de los renglones más importantes dentro de la mortalidad materna en todas las regiones del planeta, dado tanto por limitaciones económicas, sociales, religiosas e intelectuales de la población femenina mundial (4-6). En la tabla reflejada a continuación exponemos algunas cifras que por si solas hablan de la envergadura del problema en cuestión.

	Abortos inseguros (en miles)	Mortalidad por aborto inseguro
Total	19 000 000	67 900
Países desarrollados	500 000	300
Países en desarrollo	18 400 000	67 500
África	4 200 000	29 800
Asia	10 500 000	34 000
Europa	500 000	300
América Latina y Caribe	3 700 000	3 700
Norte América	0	0
Oceanía	30 000	<100

La amalgama de formas y recursos para lograr el objetivo de la interrupción de la gestación no deseada, es tan amplia que abarca desde simples enemas hasta técnicas complejas de manipulación intrautero (4); de ahí que se justifique estas cifras alarmantes.

En Cuba con la institucionalización del aborto se garantiza un lugar y un personal idóneo para este proceder, no obstante por solo realizar el aborto en mejores condiciones   no estamos exentos de complicaciones que influyen directamente en la morbi-mortalidad en etapas tempranas de la vida (7). Es por ello que a la luz de los conocimientos actuales sobre fármacos utilizados para este fin, se realiza este trabajo bajo las normativas ético-médicas del MINSAP.

 Una vez elaboradas las tablas y después de un corte parcial de 100 pacientes, pudimos apreciar que del municipio Plaza solo encontramos un 35 % mientras que la mayor cantidad correspondía a pacientes provenientes de otras áreas de salud como Playa, Cerro, Centro Habana y Habana Vieja, con un 65 %, (grafico I). Esto nos demuestra que nuestro centro continúa siendo de preferencia para muchas pacientes a pesar de que este mismo servicio se ofrece en otros hospitales de la capital, lo que nos compromete cada vez más.

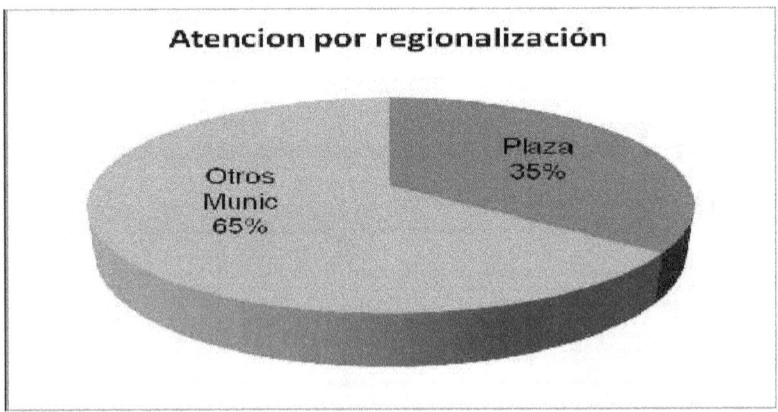

En la (tabla 1) mostramos el comportamiento según grupos etarios, donde podemos apreciar que del total de pacientes solo el 11 % se encontraban en el grupo menores de 16 años, pero si tenemos en cuenta que las primeras relaciones sexuales en este mismo grupo se presentó en un 76 % (tabla 2), nos da una idea de que cada vez más se inician precozmente las relaciones sexuales y no debemos olvidar que en esta etapa no están creadas las condiciones anatómicas ni fisiológicas del aparato ginecológico para el inicio de las mismas (2) y por tanto la necesidad de realizar intervenciones en ellos facilitaría la aparición de daños y lesiones posiblemente irreparables para la vida reproductiva posterior (4-7).

Esto a su vez constituye un reto para la atención primaria de salud en lo que en educación sexual y reproductiva se refiere; donde el médico de familia juega un rol fundamental y su trabajo debe estar encaminado a identificar la presencia de factores de riesgo, ocupar positivamente el tiempo libre del adolescente, establecer comunicación directa con ellos , conocer sus intereses y aportarle información; finalmente, el éxito en salud reproductiva de adolescentes y jóvenes dependerá de las condiciones de una sociedad que facilite el equilibrio entre el cumplimiento de las tareas de la adolescencia y la experimentación con la toma de riesgos excesivos(8). Comparando con la literatura encontramos los siguientes resultados:

Mirabal Martínez encontró que el 43.3% de los casos estudiados de su investigación habían tenido la primera relación sexual entre los 14 – 15 años, muy seguido del grupo etáreo comprendido entre 16 – 17 años que constituyó el 38.7% del universo de estudio.

González Pérez y cols encontraron que el 49.9% comenzó las relaciones sexuales entre 15 y 16 años y un 11.8% entre 13 y 14 años de edad y 35% entre 17 y 18 años.

Un estudio en la secretaria de salud de México refiere que el inicio de las relaciones sexuales en este país ocurre predominantemente entre los 16 y 17 años.

*G*ran Álvarez encontró que el 63.3% de las pacientes de su estudio iniciaron las relaciones sexuales entre 15 y 17 años y el 26.5% las inició entre los 18 y 19 años.

*E*n investigación realizada por Lugones y cols se comprueba que la precocidad en el inicio de las relaciones sexuales fue provocada por la presión de la pareja.

*E*l inicio precoz de las relaciones sexuales es hoy un hecho casi universal, sobre todo en los países de América. El redimensionamiento de los servicios de Salud Sexual y Reproductiva es imprescindible.

Como vemos en la (tabla número 3) que describe la relación existente entre la edad de la paciente y el número de gestaciones, apreciamos que antes de los 16 años un total de 11 Había tenido un embarazo para un 14. 47%, Si embargo en el grupo comprendido de 16 a

20 se incrementa de manera considerable este número a un total de 89, teniendo dos o más un total de 42 pacientes para un 47 %, esto nos demuestra que a medida que se comienzan más temprano las relaciones sexuales en esta etapa de la vida se incrementa a su vez la posibilidad de embarazos no deseados y con ello la decisión de interrumpirlo. La problemática del embarazo en la adolescencia esta dada por la inmadurez física y mental , y no en pocas ocasiones con un medio familiar poco receptivo para aceptarlo y protegerlo, La situación en Cuba del embarazo en la adolescencia es muy distinta a otros países de Latinoamérica(9), pues se comporta como un grupo intervenido priorizando su atención según lo establecido en los lineamientos del programa nacional materno infantil, es por ello que cuando estudiamos la morbi-mortalidad en la gestante adolescente y su producto , hemos encontrado un comportamiento similar e incluso inferior al que se reporta en madres entre 20 y 35 años , y es la morbilidad desde el punto de vista social lo que más influye según nuestro criterio(15). Sin embargo la morbi - mortalidad del aborto continua siendo un problema por el impacto que tiene en la salud materna y es por esto que la opción más efectiva esta dada por la prevención de embarazos no deseados que se logra con el

acceso a la información y los servicios de planificación familiar que se brindan en todo el país. Según literatura revisada muestra estos datos.

*I*nvestigaciones efectuadas en la década del 90(66), dirigidas a explorar comportamientos sexuales entre adolescentes, mostraron interesantes resultados: la mayoría mantenían vida sexual activa, el antecedente de abortos se halló, en 88,1 % del total de las féminas, que tenían relaciones sexuales, mientras que el 29,5 % recurrió al recurso, más de una vez. Le siguió la regulación menstrual y los embarazos no interrumpidos.

*E*n el trabajo de *G*ran Álvarez (69) encontró que el 58% de las pacientes estudiadas no tenían ninguna interrupción previa, con una gestación el 25.7% y con dos o más gestaciones 16.3%.

*E*n Chile en un estudio realizado en tres comunidades de la capital, se pudo comprobar que las mujeres una vez que recurren por primera vez al aborto tienden a repetir el proceso y se hacen usuarias del método. (13)

TABLA 1

Distribución de pacientes según grupos etarios

Grupo	*Cantidad*	*%*
Menores de 16 años	11	11.00
Entre 16 y 20 años	89	89.00

$$P < 0.05$$

TABLA 2

Relación PRS y edad de la paciente

PRS	Cant.	%
Antes de los 16 años	76	76.00
Entre 16 y 20 años	24	24.00
TOTAL	100	100.0

$P < 0.05$

TABLA 3

Número de embarazos según grupos etarios

Grupos	PRS Total	1 Embarazo Cant.	%	2 Embarazos Cant.	%	Mas de 2 Cant.	%
Menores de 16 años	11	11	14.47	0	0.00	0	0.00
Entre 16 y 20 años	89	47	52.81	25	25.09	17	19.10
TOTAL	100	58	67.28	25	25.09	17	19.10

$P < 0.05$

En relación al uso de métodos anticonceptivos (tabla 4), podemos observar que solo el 40% de nuestras jóvenes usan algún método, siendo el más frecuente el preservativo para un total de 26 adolescentes, pero éste se utiliza de forma ocasional en muchos de los casos, el resto de los métodos anticonceptivos se usaron con poca frecuencia como es el caso de las tabletas y el DIU en solo 8 y 5 de nuestras jóvenes ; todo esto a pesar que del total de pacientes encuestadas en nuestro estudio el 91 % refiere haber recibido información sobre métodos anticonceptivos por diferentes vías (casa, escuela, medios de difusión masiva, etc.) muestra del incremento del trabajo colectivo en aras de la educación sexual, pero sin lograr aún impacto en los resultados. Comparando a estudios realizados internacionalmente encontramos los siguientes reportes:

En EUA se reportó que sólo aproximadamente el 66% de las adolescentes sexualmente activas utilizan algún método anticonceptivo.

En Colombia 70 cada 1000 adolescentes se convierten cada año en madres.

 En España se produjeron   18 000 embarazos anuales en adolescentes y 7 000 decidieron interrumpir la gestación, dentro de este grupo 800 tenían entre 11 y 15 años.

De las 614 mujeres en las que se confirmó el embarazo, 426 (69.4%) no estaban usando ningún método anticonceptivo, mientras que las 188 (30.6%) restantes, también embarazadas, sí usaban algún método anticonceptivo, lo que expresa fallo en el uso del método según consignó Gran Álvarez (69) en su estudio.

Todos estos elementos nos preocupan de manera importante, ya que no solo es el elemento embarazo, sino la incidencia de enfermedades de trasmisión sexual, que en la (tabla 5) se nos muestra que más de la mitad tiene antecedente de una ITS, con un 51 %. Dentro de este grupo encontramos que sigue siendo la infección por el virus del papiloma humano el que más nos azota, con un total de 44 casos, llámese infección por HPV o lesiones de condilomas en vagina, vulva o periné; le siguieron en orden de frecuencia el herpes virus con 6 casos para un 11.76% y la sífilis con 1 para un 2 %.

Revisando la literatura internacional (2-13-72), donde se reporta 400 millones d e casos nuevos cada año de ellos 190 por trichomonas ,90 clamidias, 60 gonococos 30 virus papiloma humano,20 virus herpes genital,12 sífilis, 7 chancroide ,6 VIH-SIDA ;nuestra estadística no es diferente y se plantea que es precisamente en la adolescencia donde existe mayor vulnerabilidad a adquirir una ITS por factores como: No percepción del riesgo dadas las características psicológicas propias de la edad, la monogamia secuencial en las relaciones de pareja como práctica frecuente, y la ectopia cervical fisiológica de esa edad, entre otros aspectos(8-68).

TABLA 4

Uso de anticonceptivos previo al método

Total		*Preservativo*		*Tabletas*		*DIU*		*Otros*	
Cant.	*%*	*Cant.*	*%*	*Cant.*	*%*	*Cant.*	*%*	*Cant.*	*%*
40	40.0	26	65	8	20.0	5	12.5	1	2.50

P < 0.05

TABLA 5

Relación de las ITS

Total		_HPV_		_Condilomas_		_Sífilis_		_Herpes_	
Cant.	*%*	*Cant.*	*%*	*Cant.*	*%*	*Cant.*	*%*	*Cant.*	*%*
51	51.00	28	54.90	16	31.37	1	1.96	6	11.76

$$P < 0.05$$

En relación a los hábitos tóxicos en nuestro grupo estudio tal y como se muestra en el grafico 2 podemos apreciar que en el 21% de las jóvenes se encontró alguno, ya que 22 refieren fumar y 6 que ingieren bebidas alcohólicas con frecuencia, elemento a tener en consideración si tenemos en cuenta el grupo etario y que esto en muchas ocasiones puede ir aparejado a conductas inadecuadas y de riesgo (68-72). Es de todas las adicciones las más utilizadas por adolescentes. Esto se explica, entre otras razones, por su amplia aceptación social, su constante promoción en los medios de comunicación y su amplio uso por los adultos, incluso por los propios profesionales de la salud.

Hábitos   tóxicos

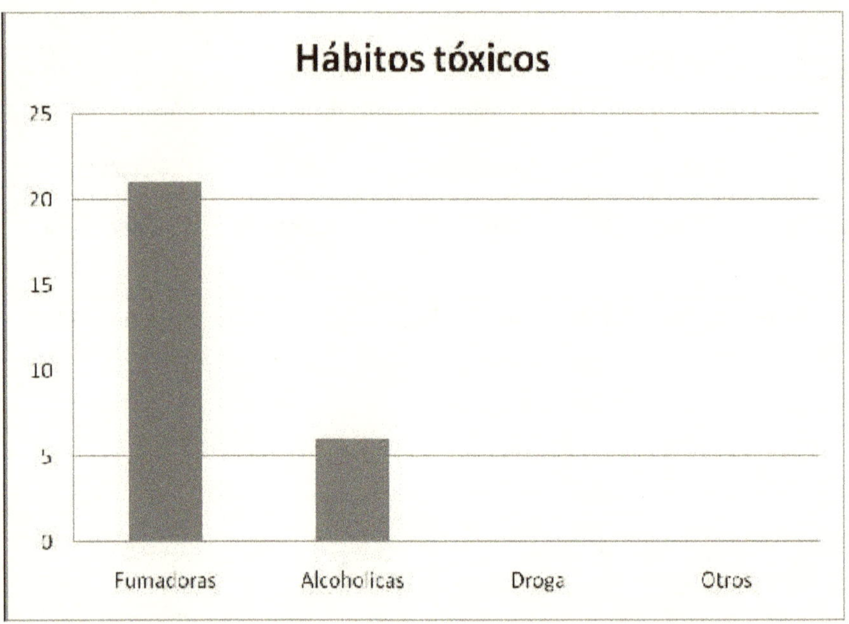

Realizando un análisis de la (tabla 6) donde se relaciona el uso del misoprostol y el momento de expulsión tenemos que un total de 92 pacientes expulsó, resultado alentador en nuestro estudio y que a su vez se corresponde con diversos trabajos donde se plantean una tasa de éxito que varia de un 90 a un 94 % según el autor (30-32). De este total, en un 69 % el aborto se produjo en las primeras 16 horas, un 27 % con la primera dosis y un 42 % con la segunda dosis respectivamente; comparando con otras publicaciones al respecto, en ellas también la mayoría del universo expulsa durante este período de tiempo, (34-35). Mientras que en la tercera dosis la tasa de expulsión fue de 21 % (primeras 24 horas), y un 8 % en las 24 a 48 horas siguientes. Revisando algunos trabajos pudimos comprobar nuestros resultados:

John K y col. Universidad de California 2000.   Método: 100 mujeres con embarazos hasta 12 sem., dosis 1er grupo (51) 200ug de misoprostol vaginal c/ 6h y un 2do grupo (49) 200ug c/ 12h por un periodo de 48 h. Resultados: tasa de éxito 1er grupo 87.2% y 2do grupo 89.2%, tiempo medio de expulsión 13.8 y 14 h.

Liaquat NF y col .Karachi 2005 Método:54 mujeres con embarazos 12 – 16 sem, dosis 50ug vaginal de misoprostol cada 4 h por un periodo de 48h Resultados: 12h (27.7%) 24h (83.3%) 36h (94.4%) 48h   (96.3%)Tiempo medio de expulsión 18.9-23.4h

Oi Shan y col. Hong Kong China 2002 Metodo.224 mujeres hasta 12 sem dosis 400ug de misoprostol sublingual o vaginal c/3 h con máx.de 5 DosisResultados:24h grupo sublingual 64% y 48h 91% y grupo vaginal 24h 84% 48h 95%. Tiempo medio de expulsión SG 13.8 h VAG 12h

Saha S y col Asociación medica de la India 2006 Método: 54 mujeres de 12–16 sem dosis: 1 grupo (30) 400 ug misoprostol vaginal c/ 6h hasta un máx. 4 dosis 2 grupo 400ug de misoprostol oral cada 12h (2 dosis) seguido de 400ug vaginal cada 6h con un máx., 4 dosis Resultados: 1 grupo 83.3% 2 grupo 87.5%

En relación al inicio de las contracciones pudimos apreciar que las mismas en el mayor número de casos , 70 % comenzaron aproximadamente a las 4 horas de haberse iniciado el método , presentando sangramiento en un periodo no mayor de tres horas después de aparecer el dolor. En estudios revisados se muestran los siguientes resultados que a su vez son similares a los nuestros: Las contracciones comenzaron a las 3,3 ± 2,3 horas (mediana 3 h, rango 10, min - 10 h) y el sangramiento comenzó a las 4,5 ± 2,2 h (mediana

6 h, rango 30 min - 10,5 h) de la administración del Misoprostol. El tiempo medio de expulsión fue 7,4 ± 3,8 h (mediana 7,2 h, rango 3-20 h) para todas las pacientes que abortaron en las primeras 24 h de administrado el Misoprostol.

Solo tuvimos una tasa de fallo del 8 %, que al entrevistar a nuestras jóvenes pudimos comprobar que en tres de los casos no se colocó todas las tabletas por mala interpretación del momento del aborto, 1 de ellas presentó sangrado lo que hizo que acudiera al médico sin terminar el tratamiento y 4 no tuvieron respuesta a la prostaglandina. Llama la atención que en estos últimos 4 casos al realizarle la interrupción de la gestación encontramos úteros en retroversión marcada que inclusive hizo difícil el proceder quirúrgico este elemento carece de evidencia científica y solo lo comentamos porque pudiera ser de interés de estudio en trabajos posteriores.

Por suerte de estos 4 casos con fallo del método decidieron posteriormente interrumpir la gestación y evitar así **embriopatías asociadas al uso de misoprostol** como son:

La artrogriposis múltiple congénita (63-65), que se define como una condición no progresiva, de causa desconocida, caracterizada por la presencia de contracturas y deformidades articulares, debido a causas miogénicas y neurogénicas, que se expresan principalmente como hipomotilidad o acinesia fetal. Es una entidad infrecuente, estimándose una incidencia de 1 en 3000-10000 embarazos .No existe diferencia racial o asociada al sexo del feto y sólo en 30% de los casos se encuentra una causa genética. La fisiopatología de esta condición esta muy relacionada a múltiples factores pero desde el punto de vista medio ambiental se habla del uso de prostaglandinas como factor desencadenante y se caracteriza por la disminución de los movimientos fetales durante la gestación.

Por otro lado, el síndrome de Moebius (64) corresponde a una diplejía facial congénita no progresiva y restricción de movimientos oculares laterales que se caracteriza por hipomimia, más evidente en ojos y en la sonrisa. Generalmente se presenta en forma bilateral y puede asociarse a parálisis de distintos nervios craneales (NC) como el óculo-motor, trigémino, glosofaríngeo y vago. Se ha relacionado con malformaciones cráneo faciales y de otras zonas del cuerpo. Dentro de las malformaciones cráneo faciales podemos encontrar micrognatia, úvula bífida, epicanto y paladar hendido, otras malformaciones asociadas son equinovaro y sindactilia (64-65).

TABLA 6

Relación entre uso de Misoprostol y expulsión del saco gestacional

Cantidad Total de Pacientes: 100

Expulsaron		1ra. Dosis		2da. Dosis		3ra. Dosis		24-48 h.		Fallo	
Total	%	Cant.	%	Cant.	%	Cant.	%	Cant.	%	Cant	%
92	92.0	25	27.1	39	42.3	20	21.7	8	8.0	8	8.0

$P < 0.05$

En la presente (tabla 7) nos referimos a los efectos adversos encontrados y observamos que el gran por ciento, un total de 78 presentó alguno y en más de una coincidieron dos o más; el evento que se presentó con mayor frecuencia fue la fiebre en 50 casos, seguido de los vómitos con 36 y las diarreas con 33, todos estos esperados y descritos en la literatura (44), además   que fueron explicados a cada paciente antes de comenzar el método. El resto de los efectos adversos se presentaron de forma aislada. El dolor pélvico, las contracciones y el sangrado se presentaron en todos los casos.

No se obtuvo asociación estadísticamente significativa con las tasas de éxito para el tiempo medio de inicio de las contracciones, el tiempo medio de inicio del sangrado, tiempo medio de duración del sangrado y el tiempo medio de expulsión con ninguna de las características de las pacientes. La hemoglobina promedio antes del tratamiento fue 11,2 mg/dL (DS 1,0, rango 10,02- 12,02mg/dL) y 10,4 mg/dL (DS 1,0, rango 9,4 - 11,4 mg/dL) después del mismo, esta caída fue estadísticamente significativa (p = 0,0001), según la prueba "T" para muestras pareadas con 88 grados de libertad, no hubo pacientes con descensos clínicamente significativos de la hemoglobina. El tiempo medio de retorno de la menstruación fue 33,8 ± 3,2 días (mediana 30 días, rango 28-42 días).

En relación a la intensidad como vemos en la (tabla 8) el 49 % de los efectos adversos fue clasificado como ligero , es decir que no requirió tratamiento médico , el 28 % se clasificó como moderado que por consiguiente llevo tratamiento pero cedió y en una de nuestras pacientes se presentó sangrado intenso por lo que fue necesario legrado de urgencia. Nosotros evaluamos el sangrado de la siguiente forma:

Se debe indicar a las mujeres que se comuniquen con el prestador de servicios cuando se les presente cualquiera de los siguientes signos: **1)** estar sangrando hasta empapar 2 toallas sanitarias por hora durante 2 horas o más, **2)**   cuando aparezca manifestaciones clínicas de hipovolemia **3)** cuando el sangrado se detenga y posteriormente se presente un sangrado dos semanas o más después de haberse utilizado el **misoprostol.**

En relación al dolor la mitad de nuestras pacientes refieren haber tomado algún analgésico, comparando nuestro trabajo con otros estudios donde se plantea que el 46 % de las pacientes usaron Paracetamol para aliviar el dolor (46). No hay diferencia significativa Ninguno de estos casos necesitó otros analgésicos, y la incidencia y la intensidad del dolor no guardó relación con la edad gestacional

Por otra parte relacionando cada evento por separado comparado con la intensidad pudimos apreciar que en la fiebre de los 50 casos, 40 se clasificaron como ligeros y 10 como moderados; en los vómitos 29 y 7 así como en la diarrea 29 y 4. Esto nos demuestra que a pesar de los múltiples efectos descritos por el uso de prostaglandinas en la mayoría de los casos son eventos transitorios y de poca intensidad (47).

TABLA 7

Relación de efectos adversos

Total de Pacientes con Efectos 78

Efecto adverso	*Cant.*
Nauseas	7
Vómitos	36
Fiebre	50
Rash cutáneo	2
Sangramiento	1
Diarrea	33
Cefalea	3
Escalofrío	1

TABLA 8

Relación de intensidad de los efectos adversos

Efectos adversos   *Cant.*

Efectos adversos	Cant.
Ligeros	49
Moderados	28
Severos	1

En la (tabla 9) se expone el ultrasonido a las 72 horas como parte del protocolo y que se realiza en el 100 % de los casos y esta nos muestra que en 46 pacientes del total, fue negativo, mientras que en 54 de los casos arrojó algún problema, léase, restos en 11 pacientes , coágulos en 18 ó línea endometrial engrosada en 25 ;(nosotros consideramos como reacción endometrial normal por USG abdominal después del aborto hasta 15 mm) estos datos son de vital importancia a tener en cuenta ya que en estos 54 casos fue necesario colocar como parte del tratamiento una dosis residual de 600 Mcg de misoprostol que de hecho está descrita en el protocolo; cubrir con antibiótico de forma profiláctica (azitromicina) en la mayoría de los casos , variando solo cuando la paciente es alérgica a alguno de sus componentes y una posterior reevaluación a las 24 horas.

Como podemos apreciar en la (tabla 10) del total de 54 casos, en 50 el resultado fue normal, lo que representó un 92. 59 %   y en solo 4 casos (7.41%) el ultrasonido fue sugestivo de restos; por lo que se necesitó ingreso de la paciente para realizar el legrado. Todos estos elementos nos demuestran que durante el uso del misoprostol como método abortivo hay que tener un seguimiento estricto de los casos, Vigilando siempre la aparición de posibles complicaciones, como el Síndrome de respuesta inflamatoria sistémica (14), pero sin tomar conductas apresuradas, que no siempre se justifican y   llevan a manipulaciones innecesarias, evitables con el control de cada caso en específico.

TABLA 9

Ultrasonido a las 72 horas   *Resultados*

Descripción	*Cantidad*	*%*
Pacientes	100	100.00
Con Restos	11	11.00
Con Coágulos	18	18.00
Con engrosamiento de endometrio	25	25.00
Normal	46	46.00

P< 0.05

TABLA 10

Ultrasonido a las 24 horas post dosis residual

Resultados

Descripción	Cantidad	%
Pacientes	54	100.0
Con Restos	4	7.41
Normal	50	92.59

$$P < 0.05$$

En el presente grafico podemos apreciar las principales causas de ingreso, donde ocupa primer lugar el fallo de método para un total de 8 casos (8 %), seguido de restos con un 4 % y 2 casos con endometritis que fueron: En uno de los casos una paciente que expulsó y acude a la semana con cuadro sugestivo de proceso inflamatorio, se ingresa, se comprueba diagnóstico, se cubre con antibióticos según protocolos, dándose de alta sin complicaciones; y la otra paciente, una de las que fue necesario realizar legrado por fallo del método, donde se encontró material fétido. Comparando estos datos con estudios revisados encontramos que no difieren, ya que el porciento de complicaciones al uso del misoprostol es de un 15 % aproximadamente (14-27). Aún es objeto de estudio los 5 casos letales sobre 500 000 abortos que han tenido lugar en Norteamérica y Canadá en aborto de primer trimestre, utilizando durante 24 horas 800 ug de misoprostol vaginal, la causa de estos fallecimientos ha sido un shock séptico por Clostridium Sordelli.

Este germen se halla en forma saprofita en un 10% de la vagina de las mujeres y hay casos letales publicados tanto en abortos espontáneos como en partos a término. Llama la atención poderosamente que en Europa durante 15 años no se haya producido ningún caso letal donde se contabilizo más de 2 millones de abortos con Mifepristona y Misoprostol. Nosotros hasta el momento no hemos tenido evidencias de la infección en pacientes por este microorganismo.

Hasta la fecha ningún organismo internacional incluida la FDA de los EEUU ha tomado ninguna decisión contraria al uso de estos fármacos, pero sin lugar a dudas es imperativo continuar la investigación y esclarecer los mecanismos de estos fallecimientos(59).

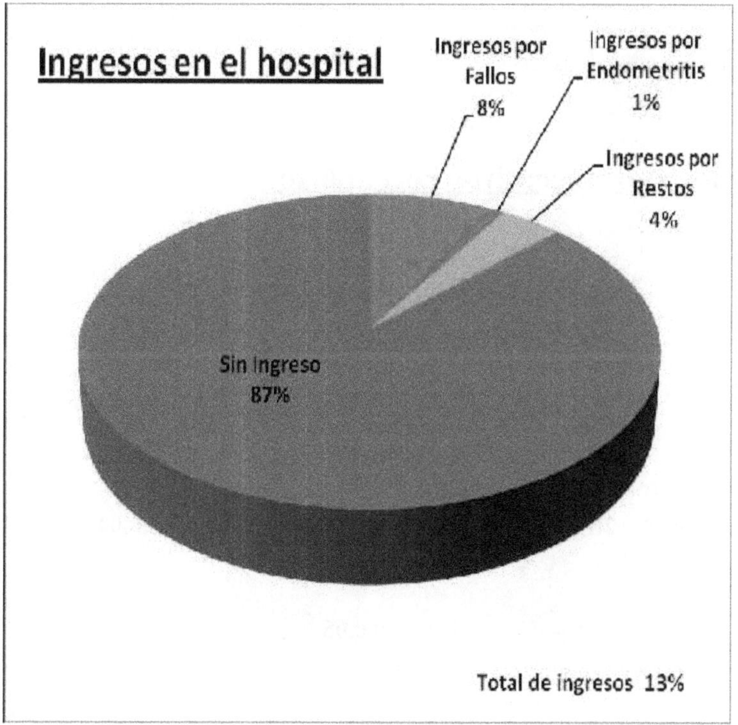

Todas las pacientes se siguieron en consulta de Infanto–Juvenil a los veintiún días donde se valora de forma integral, se ofrece asesoramiento de anticoncepción por lo que siempre tratamos que la paciente acuda con su pareja sexual y familia, de esta manera del total de pacientes en un 96 % se logró que salieran con algún método, un 29 % con preservativo, 27 % tabletas, 26 % con DIU y 18 % método doble; ver (tabla 11). Este trabajo de orientación anticonceptiva es de vital importancia en nuestro quehacer ya que de esta manera garantizamos la salud sexual y reproductiva de nuestras jóvenes adolescentes.

TABLA 11

Métodos anticonceptivos Post aborto

Total		Preservativo		Tabletas		DIU		Doble	
Cant.	*%*	*Cant.*	*%*	*Cant.*	*%*	*Cant.*	*%*	*Cant.*	*%*
96	96.0	28	29.16	262	7.08	25	26.04	17	17.7

$$P < 0.05$$

En esta misma consulta se evalúa el grado de aceptación del proceder teniendo en cuentas varios elementos todos recogidos en la encuesta creada al efecto y en el gráfico IV como podemos apreciar que el mayor número de casos consideró el método como bueno para un 84 %, el 14 % como regular y solo 2 % como mal. Claro está que el resultado final del método es directamente proporcional a la evaluación final del mismo. De esta misma consulta sale la paciente orientada para ser valorada posteriormente en consulta de patología benigna de cuello y que a su vez constituirá una línea de investigación futura.

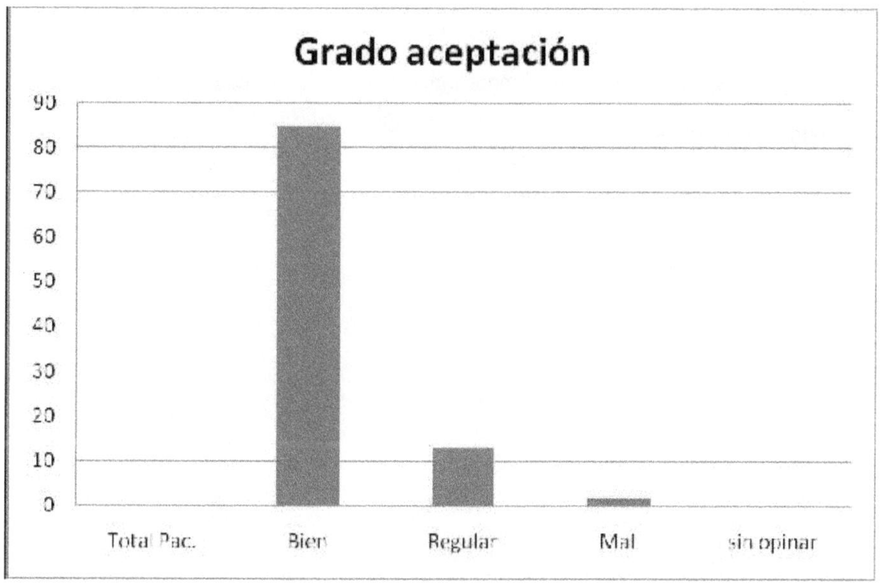

Conclusiones:

- El uso del misoprostol por vía vaginal en la adolescencia resultó ser un método útil y confiable como alternativa para la interrupción del embarazo en el primer trimestre.

- Las reacciones adversas más frecuentes después de la utilización de las prostaglandinas vaginal fueron la fiebre, los vómitos y la diarrea. No requiriendo tratamiento medicamentoso en más de la mitad de los casos.

- En nuestro estudio la morbilidad estuvo dada por tres elementos fundamentales: fallo del método, restos y endometritis.

- El grado de aceptación del método farmacológico fue evaluado como bueno por la mayoría de las pacientes.

Recomendación:

Seguir incrementando de forma paulatina el uso de misoprostol como método alternativo de interrupción temprana de la gestación para incrementar de forma eficaz la salud sexual y reproductiva de nuestras jóvenes adolescentes.

REFERENCIAS BIBLIOGRAFICAS:

1. – Magdaleno, M y E N. Suarez OJEDA: "Situación actual de los adolescentes y jóvenes de América Latina ", en la salud Del adolescente y el joven, pp. 71 – 74 Publicación científica de OPS. 2004.

2. – BLUM, W.:"Visión general de las conductas sexuales y SUS consecuencias", Ver. SOGIA-CHILE, 1; 31-34,2004.

3. – BARNET, B Y J. SCHUELLER. "Satisfacción de las necesidades de los clientes jóvenes ", Family health international, 2004.

4. – MUNIST, M ET all. "Salud reproductiva ", en La salud Del adolescente y el joven pp. 3-11; 339-441, publicación científica de la OPS No 552 2005.

5. – MITCHELL, A. And A. SMITH. : Safe sex for adolescent: Do they work? Aust fam. Physician, 29 (1): 31 – 34, 2004.

6. – Fondo de Población de las Naciones Unidas "La salud reproductiva en las vidas de los adolescentes y la juventud", La travesía sin mapa; ADOLESCENTES POBREZA Y GÉNERO, UNFPA, estado de la población mundial 2005.

7.-Organización Panamericana de la Salud (OPS): La Salud Reproductiva del adolescente, Ed. Científico Técnica , La Habana , 1999.

8. – Peláez Mendoza J. Ginecología pediátrica y de la adolescente; editorial científico técnica. 278-80; 2007.

9. – Safora, O.: "Papel de la familia en la salud integral de adolescentes y jóvenes ", en J. Peláez Mendoza, Adolescencia y juventud. Desafíos actuales cap. XII, ed. Científico-Técnica, la Habana, 2003.

10. – Senayake, P y U. De Silva: "Aborto, salud Pública y derechos humanos", Boletín Medico de IPPF, t. 37, No. 4 agosto 2003.

11. – Nothnagle M. Taylor JS. Medical methods for first-trimester abortion. Is FAM Physician 2004? Jul 1; 70(1): 81-3.

12. – Rogo K, Improving technologies to reduce abortion-related morbidity and mortality. Int J Gynaecol Obstet.2004 Jun; 85 Suppl 1: S732.

13.- Fondo De Población de naciones Unidas "Adolescencia , oportunidades y riesgos ", en Salud reproductiva : Una medida de equidad, UNFPA, Estado de la población Mundial 2005.

14.-_: "Aborthion among adolescent in Cuba ", Journal of adolescent Health,24 (1): 59-62, 2008.

15. – Peláez Mendoza, j.: "La juventud y sus derechos: Una Mirada desde el Cairo 94 a nuestros días ", en j. Peláez Mendoza, adolescencia y juventud. Desafíos actuales cap. I, ed. Científico técnica, la Habana, 2003.

16.- karim SM. ET al. Response of pregnant human uterus to prostaglandin- f2 alfa; induction of labour. Br Med J; 621-3; 1968.

17. – Ngoc NTN. Et al. A randomized controlled study comparing 600 versus 1200 mcg oral misoprostol for medical management of in completed abortion. Contraception; 72: 438-42; 2005.

18. – Walt RP.Misoprostol for the treatment of peptic ulcer and anti-inflammatory drug induced gastrodoudenal ulceration Engl J Med; 26:1575-80; 1992.

19. – American College of Obstetrician and Gynecologists. ACOG Committee Opinion. No

283, May 2003: New US Food and Drug Administration labeling on Citotec (misoprostol). Obstet Gynecol; 10:1049-50; 2005.

20.. Greenberg MB. – Goldberg AB Darney PD. Misoprostol. N Engl J Med; 144: 38-47; 2006.

21. – Coughlin Lbs. Et al. Medical management of first trimester incomplete miscarriage using misoprostol. J Obstet Gynaecol; 24: 67-8; 2005.

22. – Fiala c , Arosson A . Et al. Pharmacokinetic of different routes of administration of misoprostol: Hum Reprod; 2005;20(12):3414-1B

23. – Fong Sk, Benowitz NL . et al. Absorption kinetics of misoprostol with oral or vaginal administration.Obstet Gynecology; 90: 281-86; 2008.

24. – Bower DJ .Meurer RN. Oral versus vaginal administration of misoprostol. J Farm Pract; 48: 9-10; 2006.

25. – Wing DA. Park MIR. Paul R. A randomized comparison of oral and intravaginal misoprostol. Obstet Gynecology; 95: 905-8; 2005.

26. – Dickinson J. Evans S: A comparison of oral misoprostol with vaginal misoprostol administration in second-trimester pregnancy termination fetal abnormality. Obstet Gynecology, 101: 1294-9; 2004.

27. - Danielsson KB. Et al. Comparison between oral and vaginal administration of misoprostol on uterine contractility. Obstet Gynecol; 93: 275-80; 1999.

28. – Berer M. National laws and unsarfe abortion: the parameters of change. Reprod Health Matters 2004; 12: 1-8.

29. – Tang O. et al. A randomized trial to compared use of sublingual misoprostol with or

without an additional 1 week course for the management of first trimester silent miscarriage. Human Reprod; 2: 189-92; 2006.

30. – Stubblefield PG, Carr-Ellis S, Borgatta L. Methods for induced abortion. Obstet Gynecol 2004 Jul; 104(1):174-85.

31. – Kulier R, Gulmezoglu AM, Hofmeyr GJ, Cheng LN, Campana A. Medical methods for first trimester abortion. Cochrane Database Syst Rev.2004 ;(2):CDOO2855.

32. – WHO-World Health Organization. Safe abortion: technical and policy guidance for health systems. 1ra edition, Geneva: WHO, 2005, 112pp.

33. – Grimes DA. Creinin MD. Induced abortion: an overview for internist. Ann Intern Med 2004 Apr20; 140(8):860-5.

34,- Hofmery Gj Danielsson K . Bygdeman M . Aaronson A . oral, vaginal and sublingual misoprostol for induction of labor. Int J Gynecol Obstet 2005;91:2-9

35. – Arvidsson C ,Hellborg M . Preference and acceptability of oral versus vaginal administration of misoprostol in medical abortion . Eu J Obstet Gynecol Reprod Biol 2005;123(1):87-91.5

36. – Fairley TE. Et al. Management of late intrauterine death using a combination of mifepristone and misoprostol; experience of two regimens. Eur J Obstet Gynecol Reprod Biol; 116: 28; 2005.

37. – Has R. et al. Comparison of 25 and 50 mcg vaginally administered misoprostol for pre induction of cervical ripening and labor induction: Gynecol Obstet Invest; 53: 16-21; 2002.

38. – Koopersmith TB, Mishell DR. The use of Misoprostol for termination early pregnancy. Contraception. 1996;53:237-42. 39. Chiossi G, Verocchi G, Venturini P, Facchinetti F . Changes in   cervical nitric oxide concentration correlate with Bishop score and cervical

length modifi cations in prostaglandin E2-mediated induction of labor. J Soc Gynecol Investig 2006;13(3): 203-8.

39. Shelley JM, Healy D, Grover S. A randomized trial of surgical, medical and expectant management of fi rst trimester spontaneous miscarriage. Aust N Z J Obstet Gynaecol 2005 Apr;45(2):122-7.

40. Gemzell- Danielsson K, Bygdeman M, Aronsson A. Studies on uterine contractility following mifepristone and various routes of misoprostol. Contraception 2006;74(1):31-5.

41. Walraven G, Dampha Y, Bittaye B, Sowe M , Hofmeyr J. Misoprostol in the treatment of postpartum hemorrhage in addition to routine management: a placebo randomized controlled trial. BJOG 2004;111(9):1014-7.

42. CalisKan E, Dilbaz S, Doger E, Ozeren S, Dilbaz D. Randomized comparison of 3 misoprostol protocols for abortion induction al 13-20 weeks of gestation. J Reprod Med 2005;50(3):173-80.31

43. Saxena P, Salhan S, Sarda N. Sublingual versus vaginal route of misoprostol for cervical ripening prior to surgical termination of fi rst trimester abortions. Eur J Obstet Gynecol Reprod Biol 2006;125(1):109-13.

44. Høj L, Cardoso P, Nielsen BB, Hvidman L , Nielsen J, Aaby P. Effect of sublingual misoprostol on s evere postpartum hemorrhage in a p rimary health centre in Guinea-Bissau: randomized double blind clinical trial. BMJ 2005;331(7519):723.

45.You J and Chung T. Expectant, medical or surgical treatment for spontaneous abortion in fi rst trimester of pregnancy: a cost analysis. Human Reproduction, 2005;20(10):2873–78

46. Griebel CP, Halvorensen J, Golemon T, Day AA. Management of spontaneous abortion. American Family Physician 2005; 72(7):1243-9.

47.Sotiriadis A, Makrydimas G, Papatheodorou S, Ioannidis JPA. Expectant, medical,or surgical management of fi rst trimester miscarriage: a meta-analysis. Obstetrics & Gynecology 2005; 105:1104-13.

48.Zhang Jun, Gilles Jerry, Barnhart Kurt, Creinin Mitchell, Westhoff Carolyn, and Frederick Margaret A Comparison of Medical Management with Misoprostol and Surgical Management for Early Pregnancy Failure. The New England Journal of Medicine 2005 Aug; 353(8):761-9.

49. Weeks A, Alia G, Blum J, Ekwaru P, Durocher J, Winikoff B, Mirembe F. *Arandomised trial of oral misoprostol versus manual vacuum aspiration for the treatment of incompleteabortion in Kampala, Uganda.* Obstetrics and Gynecology2005 Sep;106(3):540-7.

50. Trinder et al Management of miscarriage: expectant, medical or surgical ? Results of randomized control studies (Miscarriage treatment MST) trial. BMJ, 2006,; 332:1236-1240.

51. Bagratee JS, Khullar V, Regan L, Moodley J, Kagoro H. A randomized controlled trialcomparing medical and expectant management of fi rst trimester miscarriage. Hum Reprod 2004 Feb;19(2):266-71.

52.Arvidsson C, Hellborg M, Gemzell-Danielsson K. Preference and acceptability of oral versus vaginal administration of misoprostol in medical abortion with mifepristone. Eur J Obstet Gynecol Reprod Biol, 2005 Nov 1;123(1):87-9O.

53. Ngoc NTN, Blue J, Durocher J, Quan TTV, Winikoff B. A randomized controlled study comparing 600 versus 1200 mg oral misoprostol for medical management of incomplete abortion. Contraception, 2005;72:438-42.

54. Tang O, Ong C, Yu Tse K, Ng E, Lee S and Ho P C. A randomized trial to compare the use of sublingual misoprostol with or without an additional 1 week course for themanagement of fi rst trimester silent miscarriage. Human Reprod 2006; 21(1):189–92.

55.Blohm F, Fridén BE, Milsom I, Platz-Christensen JJ, Nielsen S. A randomised doubleblind trial comparing misoprostol or placebo in the management of early miscarriage. BJOG 2005 Aug;112:1090-5.

56.Moodliar S, Bagratee JS, Moodley J. Medical vs. surgical evacuation of fi rst-trimester spontaneous abortion. Int J Gyn Obstet 2005;91:21-6.

57.Ngoc NTN, Blue J, Westheimer E, Quan TTV, Winikoff B. Medical treatment of missed abortion using misoprostol. Int J Gyn Obstet 2004;87:138-42.

58. Blanchard K, Tancepanichskul S, Kiriwat O, Sirimai K, Svirirojana N, Mavimbela N, Winikoff B. Two regimens of misoprostol for treatment of incomplete abortion. Obstet Gynecol 2004;103(5):860-5.

59. Declaración de Consenso: Instrucciones para empleo – Misoprostol para el tratamiento de abortos incompletos y espontáneos. Reunión de expertos sobre misoprostol apoyada por Reproductive Health Technologies Project y GynuityHealth Projects. Junio 9, 2004, New York, NY. Disponible en: http://www.gynuity.org/documents/ifu_txincom_sp.pdf.

60. Ipas. Tratatamiento con misoprostol en el primer trimestre para el huevo muerto y retenido o aborto diferido. Notas para la practica clínica. 2004. Disponible en: http:// www.ipas.org/publications/es/Medical_Abortion/miso_fi rst_tri_missed_es.pdf.

61. Graziosi GC, Mol BW, Ankum WM, Bruinse HW. Management of early pregnancy loss. Int J Gynaecol Obstet 2004 Sep; 86(3):337-46.

62. Markovitch O, Tepper R, Klein Z, Fishman A, Aviram R. Sonographic appearance of the uterine cavity following administration of mifepristone and misoprostol for termination of pregnancy. Journal of Clinical Ultrasound 2006;34:278-82.

63. Jones KL. Artrogriposis Múltiple Congénita, SíndromeMoebius. En: Smith's Recognizable Patternsof Human Malformation. 4ª ed. Philadelphia USA:editorial W.B. Sanders Company, 2006;142-3,192-3.

64. Kleinsteuber K, Avaria MA. Enfermedades Neuromuscularesen Pediatría. Rev Red Elec 2005;2(1):52-61.

65. Cavalcante R, Bezerra M, Giacheti C. Moebius syndromerelated to misoprostol (cytotec®) use as anabortifacient RBPS 2005;18(3):140-4.

66. Salazar Cutino, B., Álvarez Franco, E., Maestre Salazar, L, y otros: Aspectos fisiológicos, psicológicos y sociales del embarazo precoz en la vida del adolescente. MEDISAN 2006; 10 (3)

67. Lugones Botell, M., Ramírez Bermúdez, M.: Anticoncepción de emergencia en la Adolescencia. Policlínico Docente "26 de Julio".Rev. Cubana Pediatra 2006; 78(2)

68. **Peláez** Mendoza, J.: Ginecología Pediátrica y del Adolescente. Temas para el Médico de la Familia. Capítulo XX, pp. 271-286, Editorial Científico-Técnica, 2007

69. **Gran** Álvarez, M.A.: Interrupción voluntaria de embarazo y anticoncepción. Dos métodos de regulación de la fecundidad. Cuba 1995-2000, Tema Estadística de Salud, Dirección Nacional de Estadísticas, Ministerio de Salud Pública, 2005 pp. 63

70. **A**liño Santiago, M., Marrero Aliño, M., López Esquirol, J.; Navarro Fernández, R.: Recuento y reflexiones acerca del aborto. Rev. Policlínico Universitario Vedado, 2006; 1(1)

71. **Gran** Álvarez, M.A.: Interrupción voluntaria de embarazo y anticoncepción. Dos métodos de regulación de la fecundidad. Cuba 1995-2000, Tema Estadística de Salud, Dirección Nacional de Estadísticas, Ministerio de Salud Pública, 2005 pp. 51

72.Rodríguez Cabrera, A., Álvarez Vázquez, L.: Percepciones y comportamientos de riesgos en la vida sexual y reproductiva de los adolescentes. Rev. Cubana Salud Pública 2006;32 (1)

73. **Cruz** Hernández, J., Yanes Quesada, M., et al: Anticoncepción en la adolescencia. Rev. Cubana de endocrinología 2007; 18(1).

74. **Gran** Álvarez, M.A. Interrupción voluntaria de embarazo y anticoncepción. Dos métodos de regulación de la fecundidad. Cuba 1995-2000, Tema Estadística de Salud, Dirección Nacional de Estadísticas, Ministerio de Salud Pública, 2005 pp. 22-23

FLUJOGRAMAS DE ATENCIÓN DEL ABORTO FARMACOLÓGICO

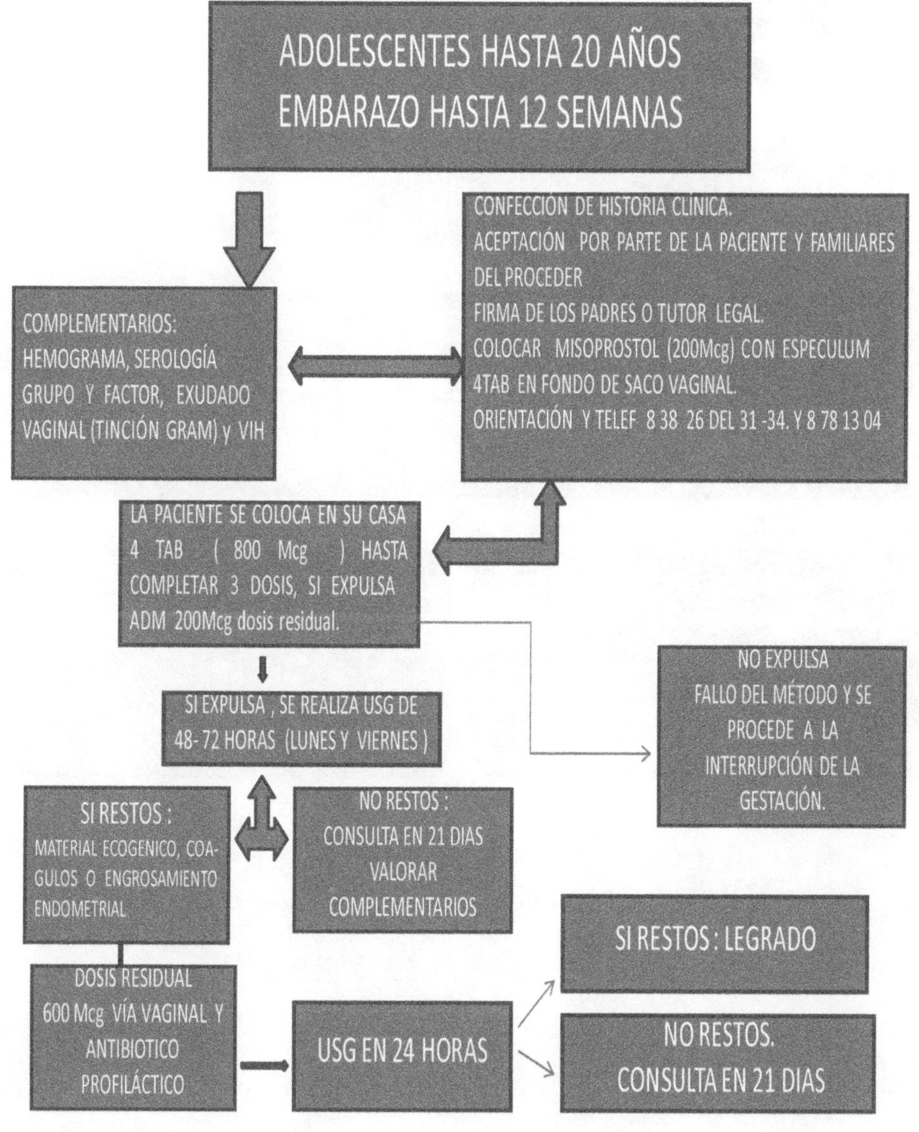

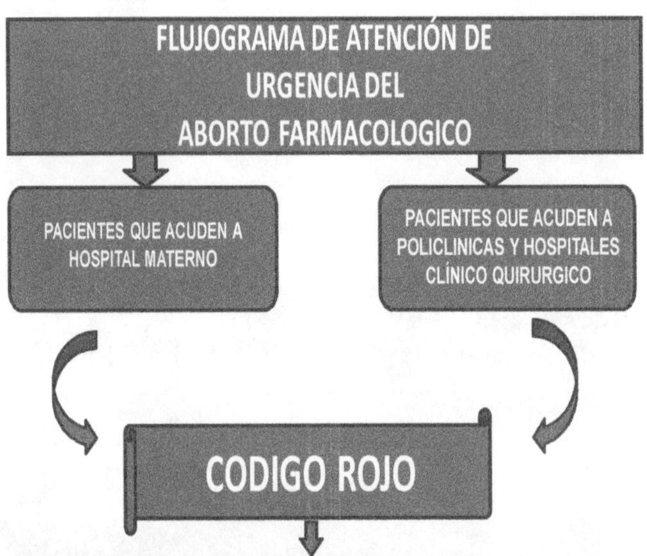

FLUJOGRAMA DE ATENCIÓN DE URGENCIA DEL ABORTO FARMACOLOGICO
PACIENTES QUE ACUDEN A HOSPITAL MATERNO
PACIENTES QUE ACUDEN A POLICLINICAS Y HOSPITALES CLÍNICO QUIRURGICO
CODIGO ROJO

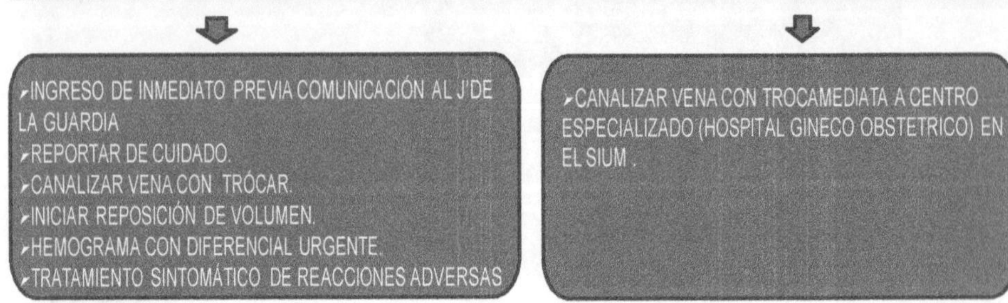

SIGNOS Y SÍNTOMAS A CONSIDERAR PARA INGRESO:
• SANGRAMIENTO MODERADO A INTENSO.
• SIGNOS DE SHOCK.
• EFECTOS ADVERSOS AL USO DE PROSTAGLANDINAS COMO VÓMITOS, DIARREAS, FIEBRE , RASH CUTÁNEO QUE NO CEDEN AL TRATAMIENTO. DOLOR PÉLVICO FIEBRE MANTENIDA > 38, TOMA DEL ESTADO GENERAL U OTRA SINTOMATOLOGÍA SUGESTIVA DE SEPSIS GINECOLÓGICA O RESPUESTA INFLAMATORIA SISTEMICA .

➤INGRESO DE INMEDIATO PREVIA COMUNICACIÓN AL J´DE LA GUARDIA
➤REPORTAR DE CUIDADO.
➤CANALIZAR VENA CON TRÓCAR.
➤INICIAR REPOSICIÓN DE VOLUMEN.
➤HEMOGRAMA CON DIFERENCIAL URGENTE.
➤TRATAMIENTO SINTOMÁTICO DE REACCIONES ADVERSAS

➤CANALIZAR VENA CON TROCAMEDIATA A CENTRO ESPECIALIZADO (HOSPITAL GINECO OBSTETRICO) EN EL SIUM .

Yo --- , por decisión libre y voluntaria , he decidido participar en el proyecto de investigación " INTERRUPCIÓN DEL EMBARAZO POR MÉTODO FARMACOLOGICO" el cual se desarrolla en el   HOSPITAL "RAMÓN GONZALEZ CORO ", con el objetivo de contribuir a mejorar la salud sexual y reproductiva de las adolescentes .

Me han informado que no se empleará en esta investigación ningún nuevo proceder, sino aquellos establecidos, comprobados y usados en la actualidad, con un mínimo de riesgos y realizados por personal capacitado.

Se me informa que debo responder un cuestionario previo a la realización del proceder, con seguimiento por parte del personal que participa en la misma con el objetivo de detectar posibles complicaciones precozmente, además se me brindan números telefónicos para usar en caso necesario.

Se me asegura que puedo abandonar la investigación en cualquier momento que lo decida, sin que esto repercuta en la atención médica a recibir.

También autorizo a hacer uso de los datos que le suministraré con carácter confidencial con fin científico y para constancia de ello firmo el presente documento.

 PACIENTE ---

PADRES O TUTOR LEGAL -------------------------   ---------------

FECHA ----------------------------

ENCUESTA

1. NOMBRE Y APELLIDOS:____

2. EDAD: MENOS DE 16________   DE 16 – 20_________

3. DIRECCIÓN:____

4. TELEFONO:____________________________HC __________

5. NOMBRE DE LOS PADRES O TUTORES LEGALES:___________________

6. APP_______________________________

7. ANTECEDENTES GINECOLOGICOS: MENARQUIA_____PRS________G____P_____A_____

8. ABORTO FARMACOLOGICO ANTERIOR: SI________NO ____

9. EN CASO DE ABORTO FARMACOLOGICO EXPULSÓ: SI______NO ____

10. ANTECEDENTES DE ITS: SI _________ NO _________ CUAL _____________

11. HA RECIBIDO INFORMACIÓN SOBRE METODO ANTICONCEPTIVO SI ____ NO __

12. A TRAVES DE QUE MEDIO: CASA _____ESCUELA __AMIGOS __ MEDIOS DE DIFUSIÓN MASIVO
____

13. USA ALGUN METODO ANTICONCEPTIVO: SI ______   NO ____

14. CUAL: ____

15. NUMERO DE PAREJAS SEXUALES EN EL ULTIMO AÑO ____________

16. HABITOS TOXICOS: NO _____   FUMA ____   ALCOHOL _____DROGA _____OTROS ________

17. FM: REGULAR ________ IRREGULAR_________FUM__________

18. TIEMPO DE GESTACIÓN POR   TV__________POR USG ________

19. MISOPROSTOL (EXPULSIÓN): 1ra DOSIS: _____2da DOSIS: ___ 3ra DOSIS: __

24 – 48 HORAS ______

20. EFECTOS ADVERSOS: NAUSIAS ____VOMITOS ____FIEBRE ____RASH CUTANEO ____

    DIARREAS _____ CEFALEA ______

21. CLASIFICACIÓN: AUSENTE: ___LIGERO: __ MODERADO: ___ SEVERO: ______

22. FALLO DEL METODO: SI ______

23. POR QUE: _______________________________________

24. USG A LAS 72 HORA: RESTOS: ____COAGULOS: _____ ENDOMETRIO ENGROSADO: _____

25. DOSIS RESIDUAL: SI ______   NO ______

26. ANTIBIOTICO: SI ______ NO ________CUAL _______________

27. USG 24 HORAS DESPUES: RESTOS: SI _____   NO ________

28. INGRESO EN EL HOSPITAL: SI _____ NO ______

29. MOTIVO: _____________________

30. COMPLICACIONES: SI _____NO ____CUAL _____________

31. GRADO DE ACEPTACIÓN DEL METODO: B ______R ______M _______

32. ANTICONCEPCIÓN: SI _____   NO ___METODO ELEGIDO __________

33. NUEVO EMBARAZO: SI ______ NO ______

34. PERIODO DE TIEMPO: < AÑO ______ 1 – 2 AÑOS ______

    > 2 AÑOS ______

MoreBooks!
publishing

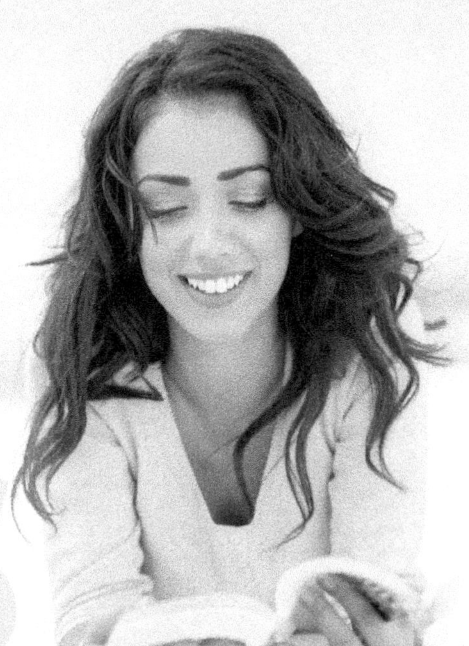

yes

i **want** morebooks!

Buy your books fast and straightforward online - at one of world's fastest growing online book stores! Environmentally sound due to Print-on-Demand technologies.

Buy your books online at

www.get-morebooks.com

¡Compre sus libros rápido y directo en internet, en una de las librerías en línea con mayor crecimiento en el mundo! Producción que protege el medio ambiente a través de las tecnologías de impresión bajo demanda.

Compre sus libros online en

www.morebooks.es

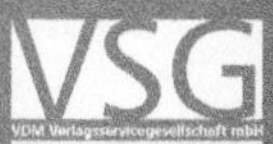

VDM Verlagsservicegesellschaft mbH
Heinrich-Böcking-Str. 6-8   Telefon: +49 681 3720 174   info@vdm-vsg.de
D - 66121 Saarbrücken   Telefax: +49 681 3720 1749   www.vdm-vsg.de

www.ingramcontent.com/pod-product-compliance
Lightning Source LLC
Chambersburg PA
CBHW022158140725
29614CB00005B/101